美と健康は大腸から

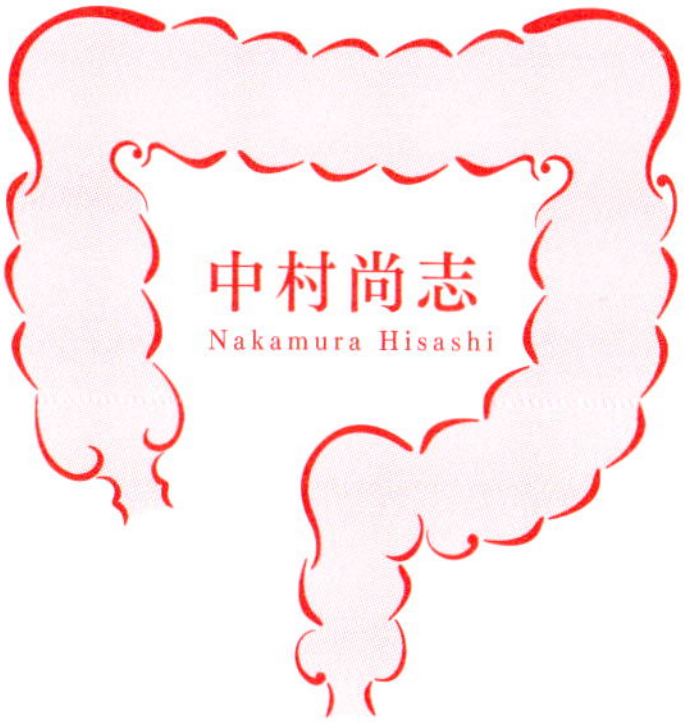

中村尚志
Nakamura Hisashi

幻冬舎MC

美と健康は大腸から

はじめに

いつまでも健康で美しくありたい――。多くの女性がそう望んでいます。

そんな切なる願いにもかかわらず、誰もが平等に毎年一歳ずつ年を取り、それに伴って美と健康に対する悩みも増えていきます。

美容については、年齢を重ねると基礎代謝が下がり、女性ホルモンの分泌量が減少していくためにダイエットをしても痩せにくい体になっていきます。また、健康についても年齢が高くなるにつれて病気の罹患率が高まることが知られています。例えば、日本人の死亡原因の第1位である「がん」を見ると、40歳未満の女性では1・8％だった罹患率が、40～80歳未満になると27・5％に上昇することが明らかになっています(国立がん研究センター、2010年調査)。

このような加齢による衰えに少しでも逆らいたいとの思いから、多くの人が時間とお金をかけて涙ぐましい努力を続けています。若々しさを保つための化粧品やサプリメントを取り入れたり、ダイエットであれば食事制限や運動をしてみる、さらには病気の予防によいと噂を聞きつけた食材を積極的に摂取するなど、実にキリがありません。

忙しい毎日を送る現代人にとって、これらすべてを毎日休まずに継続することは簡単なことではなく、よほどの強い意志がある人でもない限り実行不可能です。もっと簡単に、シンプルな方法で美と健康の問題を同時に解決する方法はないでしょうか——。

その願いを現実のものとする方法が一つだけあります。それが、大腸の状態を健やかに保つということです。

大腸には多くの腸内細菌が住みついており、全身の健康状態を保つうえで欠かせない免疫機能とも深く関係していることが近年明らかになってきました。腸内細菌は善玉菌、悪玉菌、日和見菌の3つに大別されますが、これらの腸内細菌のバランスを保つことで、糖尿病をはじめとした生活習慣病、アレルギー疾患、肥満など数多くの病気の予防と治療に役立つことがわかってきたのです。

私自身、医師として内視鏡を専門としてきて約30年――。3万人以上の患者の大腸を診てきましたが、大腸にポリープや初期のがんなどが見つかっている人の多くは、腸内環境に問題があるために大腸の働きも低下傾向にあります。反対に、大腸の働きがよい人は、腸内細菌のバランスがよく、全身の健康状態も良好で、見た目にもいつまでも美しさを保っているのです。

そこで本書では、大腸の健康を守ることに心血を注いできた医師の立場から、大腸が美と健康にどのようにかかわっているのかを詳細に解説します。いつまでも美しく健康な人が日常に取り入れているさまざまな習慣を「食事」「排便」「生活習慣」「大腸がん&大腸内視鏡検査の知識」のカテゴリーに分け、具体的なノウハウをまとめました。

最近痩せにくくなって体型が崩れてきた、体になんらかの不調がある……といった美と健康にまつわる悩みを持っている人は、大腸の状態が原因になっている可能性が十分に考えられます。

本書が皆さんの切なる願いを実現する一助となれば、これに勝る喜びはありません。

目次

第2章

腸内細菌のバランスを整える。免疫力が高く、見た目年齢が若い人の「食事」

目次

目次

第5章

知っておきたい 大腸がん&大腸内視鏡検査の知識

目次

第1章

大腸を整えれば美と健康が手に入る

大腸の状態は日頃の生活に大きな影響を受ける

大腸は、美容と健康に直結する大きな働きを担っている臓器です。

例えば、皆さんは肉をたくさん食べた翌日、便が臭かったり、便秘になったり、あるいはアルコールを飲み過ぎたときに下痢をしたという経験はないでしょうか?

実は、これらは腸内環境が乱れていることを知らせるサインです。腸内環境は乱れた食生活や不規則な生活を続けていると、それに伴って悪くなります。

私たちの生活は、科学の進歩とともに快適でとても便利になってきました。しかし、それは逆に大腸を傷める生活に拍車をかける結果を招いています。日々の積み重ねが、徐々に大腸の健康を損なっているのです。

「腹八分に病なし、腹十二分に医者足らず」という言葉がありますが、現代人は食べ過ぎによる栄養過多の傾向にあり、これがもとで肥満や糖尿病、脂質代謝異常などの生活習慣病を抱える人が増えています。

食べ過ぎは、血液中の糖分や脂肪、タンパク質などを必要以上に増加させるだけではなく、それらの代謝物や老廃物も多くつくり出すこととなり、消化器官であると同時に、排泄器官でもある大腸にも負担をかけることになります。

かつて日本人に大腸がんは少なかったのですが、戦後を境に日本人の食生活は大きく変化し、それに伴って大腸がん（特に結腸がん）も増加してきました。戦前の日本人は、米やイモなどの穀類や魚介類をたくさん食べていましたが、戦後50年で食生活の欧米化が進み、肉の摂取量は約10倍、脂肪分は約3倍にも増えたのです。逆に、野菜や果物の摂取量は減っており、米国を下回っているといわれるほど栄養バランスに偏りが生じています。

例えたくさん食べたとしても、その分をきちんと排泄したり、運動によってエネルギーを消費すれば帳尻は合いますが、交通機関の発達によって歩く機会が減っているうえ、機能性の高い電化製品を利用することで体を動かさなくなるなど、運動量もどんどん少なくなっています。

　体に取り込む一方で、それを消費したり、しっかり排泄できなくなった結果、生活習慣病をはじめ、大腸がんや乳がんなどが増加し、病気までも欧米並みになってしまいました。

　特に最近は「肉食女子」という言葉が生まれるほど、女性も男性並みに肉類をたくさん食べるようになったり、「女子会」と称してアルコールを飲む機会も増えてきました。しかし、ハム・ベーコン・ソーセージなどの加工肉の摂取や過度のアルコール摂取は、腸内環境を悪くして大腸にダメージを与える危険因子でもあるのです。

　食生活の乱れ、運動不足、睡眠不足、喫煙、過度の飲酒といった不規則な生活習慣に起因する病気というと、高血圧、糖尿病、脂質異常症、肥満、動脈硬化などの生活習慣病が挙げられますが、これらと高栄養、加齢はともに、がんの危険因子でもあります。特に、消化器官は食事を通じて外界とつながっているので刺激には敏感で、

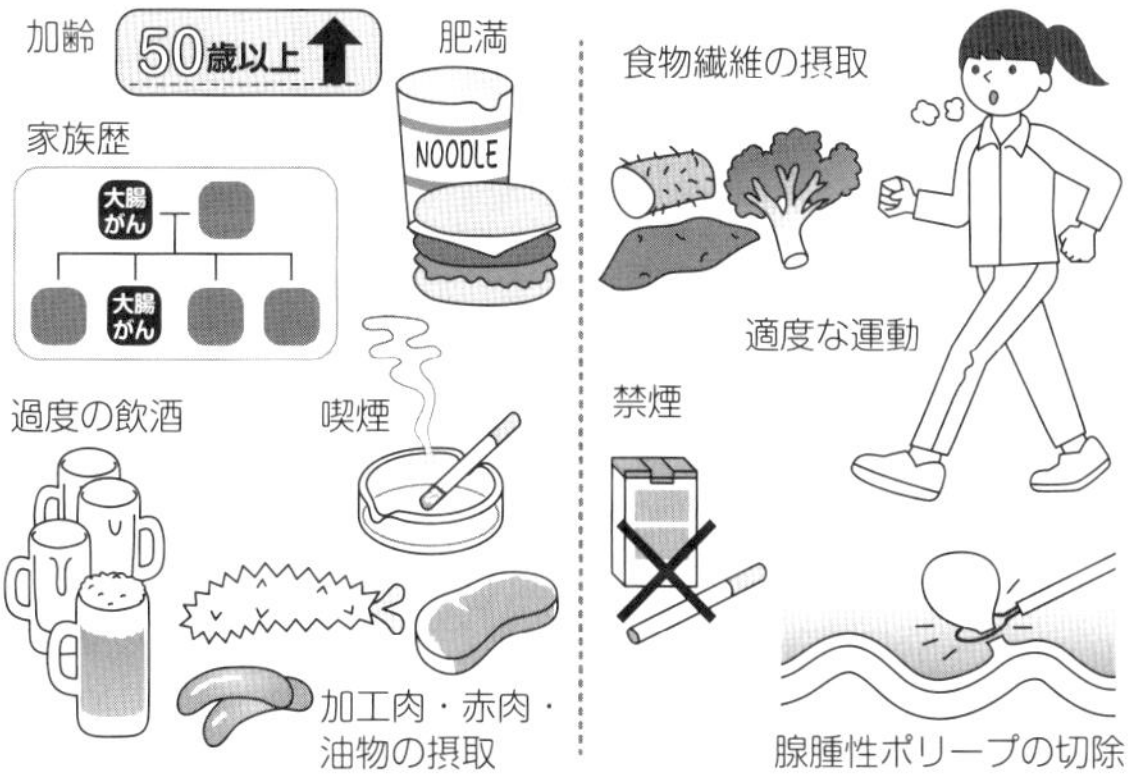

図表１：大腸がんの危険因子と予防因子

ストレスの影響を受けやすい臓器といえます。

食生活の乱れや運動不足だけではなく、緊張すると胃がキリキリしたり、お腹が痛くなったりするように、精神的なストレスでも消化器官はダメージを受けます。その消化器官の最終臓器として排泄を担っている大腸にも、当然その影響が及んで腸内環境を乱し、大腸ポリープや大腸がんを引き起こす要因になるのです（図表１）。

ここで、具体例として青森県を見ていきましょう。

厚生労働省のデータによると、青森県は

都道府県別に見ると大腸がんの罹患率《りかんりつ》は第2位、死亡率では第1位になっています。生活習慣においては、喫煙率は第2位、ソーセージやベーコンなどの消費量は第1位、インスタントラーメンの消費量は第1位、アルコール消費量は第6位、糖尿病患者数は第1位、肥満は第2位、運動量では通勤や買い物中に車移動の依存性が高く、歩かない県のグループに属しています。これらのデータからも、大腸がんとのつながりが見えてくるのではないでしょうか。

ですから、腸内環境を知る重要な手がかりとなる「便」の状態が大事で、便秘や下痢のほかに、腹部の膨満感、ガスがたまっているといった症状は、大腸の働きが悪くなっているサインと考えられるのです。腸内環境の悪い状態が続いていると腸の老化を早め、体の不調、肌荒れや吹き出物、シミ、シワが増えるといった美容にも悪影響を及ぼすだけにとどまらず、大腸の内壁が傷ついて炎症を起こし、ポリープやがんを引き起こす要因にもつながります。

そこで、皆さんの腸年齢をチェックしてみましょう。腸年齢が高い人は、腸内環境が悪くなっていますから、危険信号が点滅している状態といえます。

あなたの腸年齢は何歳ですか？

生活習慣に関する質問

□トイレに行く時間が決まっていない
□タバコをよく吸う
□オナラが臭い、たまに臭いといわれる
□肌荒れや吹き出物に悩んでいる
□顔色が悪く、老けて見られる
□運動不足が気になる
□寝つきが悪く、寝不足ぎみ
□ストレスをいつも感じている

食事に関する質問

□朝食を抜くことが多い
□朝食はいつも慌ただしくて短時間
□食事の時間は気にしていない
□外食は週に4回以上
□野菜不足だと感じる
□肉が好き
□牛乳や乳製品が苦手
□アルコールが大好き

トイレに関する質問

□いきまないと便が出ないことが多い
□排便後も便が残っている感じがする
□便が硬くて出にくい
□コロコロした便が出る
□ときどき便がゆるくなる
□便の色が黒っぽい
□出た便が便器の底に沈みがち
□便が臭い、または臭いといわれる

＊当てはまった数による「腸年齢」の判定は次の通りです。

【4個以下】

実年齢と同じくらいか、それより若くて理想的です。とはいえ、腸内環境はちょっとしたストレスや生活習慣の乱れに影響されるので油断は禁物です。

【5～9個】

実年齢＋10歳です。まずまずの腸内環境といえますが、これ以上実年齢との開きが出ないように生活習慣の改善を心がけてください。

【10～14個】

実年齢＋20歳です。老化が進行して危険な状態。すぐに食事や生活習慣を改善してください。

【15個以上】

実年齢＋30歳です。腸年齢はすでに高齢者並み。食事や運動など、すべての生活習慣を見直す必要があります。

『健腸生活のススメ』より引用

皆さまの腸年齢はいかがでしたでしょうか。腸年齢が実年齢より若かった方、老いていた方、さまざまだと思いますが、腸年齢が若かった方はさらに健康を維持され、老いた方は、若くなれるように、生活習慣を振り返って見直していただけると幸いです。

大腸が弱るとなぜ健康と美容にダメージを与えるのか

便には、食べ物の残りカスだけではなく、新陳代謝により腸壁から剝がれ落ちた古い細胞や腸内細菌も含まれています。この腸内細菌こそが、良くも悪くも大腸の健康状態を左右するカギを握っています。

腸の中にはたくさんの細菌が住み着いており、その数は1000種類、100兆個以上ともいわれています。人間の細胞が約37兆個といわれていますから、それよりははるかに多い数の細菌が腸の中に存在していることになります。

これらの腸内細菌は、一つずつバラバラに住み着いているのではなく、ある程度グループを形成して存在し、私たちが食べたものをエサにして繁殖しています。その様子は、同じ種類の花が固まって咲いているお花畑（フローラ）のように見えることから、腸内細菌の生態系は「腸内フローラ」とよばれ、また研究者の間では「マイクロビオータ」ともよばれています。これらの菌を集めると、1・5～2キログラムにもなるそうです。それが毎日増殖しており、増えた分は便となって排泄されています。

腸内フローラを構成する腸内細菌を大きく分けると、「善玉菌」と「悪玉菌」、そのどちらでもない「日和見菌」の3種類になります。善玉菌は、私たちの健康維持に役立つ働きをしている菌で、代表的なものには乳酸菌やビフィズス菌などがあります。これとは逆に、悪玉菌は体に悪さをして健康を損なう菌で、ブドウ球菌や大腸菌（有毒株）、ウエルシュ菌などがあります。

しかし、悪玉菌の中にも体にとって必要な栄養素をつくったり、悪玉菌よりもっと悪い病原菌が侵入してきたときには攻撃したりするものもあり、一概に悪者とはいえません。つまり、ある程度は必要な存在ですが、増えすぎると悪さをするようになるのです。善玉菌と悪玉菌は、ときにせめぎ合いながらも助け合って繁殖しており、微妙な共生関係を結んで腸内環境を整えています。

そして日和見菌は、その名の通り善玉菌が優勢のときには善玉菌に味方し、何らかの理由で悪玉菌が優勢になると悪玉菌に加勢してお腹の具合を悪くさせています。代表的なものには、大腸菌（無毒株）や連鎖球菌、バクテロイデスなどがあります。

これら3種類の腸内細菌は、善玉菌が2割、悪玉菌が1割、日和見菌が7割のバランスで存在していると、腸内環境も整って大腸の健康が保たれます。しかし、そのバランスが崩れて悪玉菌がのさばるようになると、大腸にダメージを与えて働きを弱めてしまうのです。

腸内環境には生活習慣も大きく影響しているため、腸内フローラは決して安定的なものではなく、不安定な要素をはらんでいます。例えば、悪玉菌はタンパク質を栄養源にして繁殖しているため、肉類をたくさん食べると悪玉菌が増えてしまいます。また、便秘をしていると、大腸にとどまっている便によって悪玉菌を増やすことにもなります。

腸内で悪玉菌が優勢になると、発がん物質や有害物質がつくり出され、それが大腸の細胞の活力を失わせ、バリア機能を低下させます(1)。すると、本来は排泄されるべき有害物質などの毒素や、生きた腸内細菌までもが血管に吸収されて全身に回ります。その毒素を排除しようとして集まってきた免疫細胞の攻撃にさらされた結果、全身に弱い炎症が起こります。そして、全身の炎症が続くと、さまざまな組織がダメージを受けて糖尿病や動脈硬化、がんなどを起こしやすくすると考えられています。つまり、全身を巡っている血液も汚してしまうのです。

ひと昔前に「サラサラ血液」や「ドロドロ血液」という言葉がはやりましたが、有害物質を含んで汚れたドロドロの血液が全身を巡ってしまえば、健康でいられるはずがありません。頭痛や肩こりをはじめ、さまざまな不調が現れるだけではなく、皮膚にも影響が及んで吹き出物や毛穴の黒ずみ、シミ、シワ、肌荒れといった肌のトラブルも引き起こしてしまいます。

また、ストレスによっても悪玉菌は増えてしまいます。

腸はストレスの影響を受けやすく、ストレスが腸内細菌のバランスを崩して腸内環境を悪化させます。

こうして、さまざまな要因で腸内環境は変化し、体のあらゆるところに影響を及ぼしているのです。

大腸が体の中で果たしている役割とは

ひと口に「腸」といっても、人間の腸は「小腸」と「大腸」からなり、両者は構造も役割も異なることは意外と知られていません。

小腸は、十二指腸・空腸・回腸からなり、管状の器官です。胃から送られてきた消化物を細かく分解し、その中に含まれている栄養素と水分を吸収するのが小腸の役割です。効率よく吸収できるように小腸の粘膜には多数のヒダがあり、折りたたまれることで吸収面を多くとった構造をしています。そのため、まっすぐに伸ばすと6～7mもの長さになるのです。

そして、粘膜の表面は絨毛《じゅうもう》（症例2）といわれる無数の突起に覆われており、この部分には栄養素を分解する酵素が並んでいます。糖質やタンパク質、脂肪といった栄

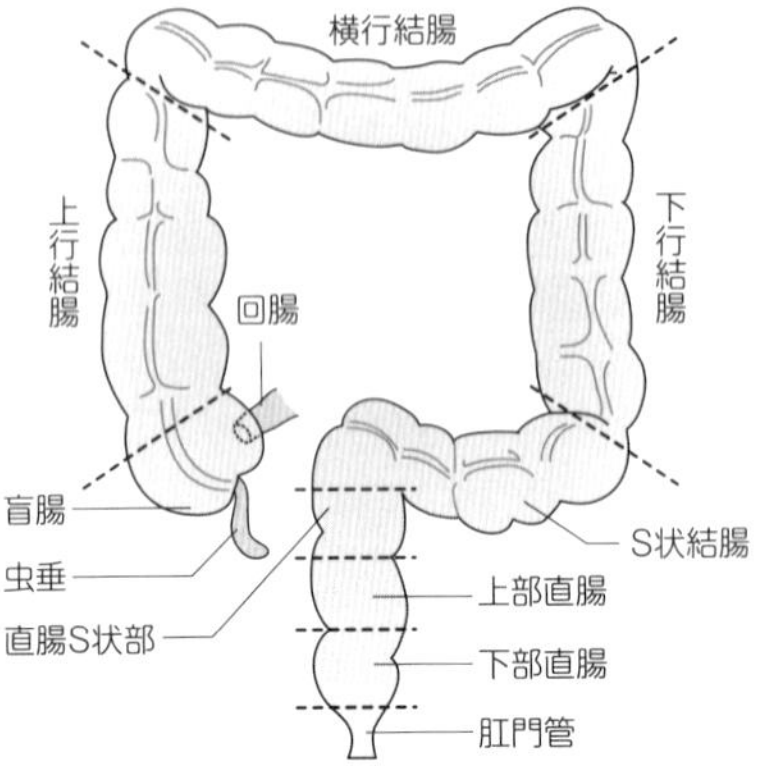

図表２：大腸の区分

養素が絨毛に触れると、酵素によって素早く分解されて小腸内に吸収される仕組みです。

これに対して大腸は、小腸を取り囲むように走っている約２ｍの管状の器官です（図表２）。小腸から送られてきた消化物の残りから水分を吸収して固形化し、便として排泄するのが大腸の役割です。消化物の約８割は小腸で消化・吸収されますが、残りの２割は１・２Ｌほどの水分と、腸壁から剝がれ落ちた細胞などが含まれています。それを肛門に向かって進んでいく間に、大腸の蠕動《ぜんどう》運動によってキュッキュッと絞るようにして水分を吸収して、便を形づくります。

便をつくって体外に排泄する器官である大腸は、小腸に比べて機能が単純なので生命にかかわることのない、必要性の低い臓器と昔は考えられていました。そのため、人工肛門でも用は足りると思われていましたが、その後大腸の驚くべき機能が明らかになりました。

大腸は、盲腸、結腸（上行結腸・横行結腸・下行結腸・S状結腸）、直腸からなり、小腸と大腸の連結部分にあたる盲腸には、消化物の逆流を防ぐ回盲弁（バウヒン弁）という蓋《ふた》がついています。外側の結腸には、縦に走る3本の平滑《へいかつ》筋からなる筋（結腸ひも）があり、これに手繰られて縦方向に蛇腹状《じゃばらじょう》のヒダを形成しています。この平滑筋によって大腸は一定の間隔で膨らんだり、くびれたりして、蠕動《ぜんどう》運動が起きるときに内容物を先へと送りやすくしています。

小腸は効率よく栄養吸収を行うために、腸壁に絨毛が存在しますが、大腸で行われるのは主に水分の吸収だけですから、絨毛がありません。大腸は内側から粘膜（粘膜上皮、粘膜固有層)、粘膜筋板、粘膜下層、固有筋層、漿《しょう》膜下層、漿《しょう》膜という6層構造をしており、一番内側が滑らかな粘膜になっているので、便を肛門へとスムーズに運ぶことができます。そして、大腸の周囲には、血管やリンパ管、神経が張り巡らされています。

大腸に送られた便の元である消化物は、小腸で完全に分解されたわけではなく食物繊維など、まだ分解する必要のあるものが残っています。しかし、小腸と違って大腸には、栄養素を分解する機能が備わっていません。

そこで、大腸の働きを助けているのが腸内細菌です。大腸に住み着く腸内細菌の働きで、残りの栄養素を分解してもらっているのです。このときに発生したガスが、いわゆるオナラの元になります。

特に、アミノ酸(タンパク質の最小単位)の一種であるトリプトファンが腸内細菌に分解されて発生するスカトールやインドールという臭い物質が、悪臭のもとになっています。ですから肉類を食べると、便やオナラが臭くなるのです。

このように、私たちは腸内細菌に住処とエサを提供し、代わりに腸の環境を整えてもらって健康を維持しているという共生関係を結んでいます。

健康な大腸は免疫力を高めてくれる

口・食道・胃・小腸・大腸・肛門までは、一つの管となってつながっています。それを「消化管」とよびます。消化管は食物を通して外界とつながっているため、細菌やウイルスなどの病原菌も取り込んでしまう危険な場所ともいえます。そのため、胃では強い酸性の胃液によってほとんどの病原菌を死滅させていますが、中には生き延びるものも存在します。その病原菌が小腸に送られたら、栄養素や水分と一緒に吸収されてしまう恐れがあります。

そこで、腸（小腸から肛門までの腸管）には、生き延びた病原菌などを撃退するための免疫機能が備わっています。これを「腸管免疫」といい、実に全身の免疫細胞の約7割が腸管に集結しているのです[(2)]。それだけではなく、腸内には全身から集められた免疫細胞の戦闘能力を強化するための訓練場ともいうべき場所まで用意されています。その場所は「パイエル板」とよばれています(3)。

実は、小腸の壁を覆っている絨毛は均一ではなく、一部に平らな部分があります。ここがパイエル板で、表面には入り口が用意されています。腸内を漂っている病原菌や食物の断片などの異物がパイエル板に近づくと、その入り口から腸壁の内部に引き入れ、パイエル板の内側に集まっている大量の免疫細胞たちに触れさせることで、人体にとって有害で攻撃すべき敵の特徴を覚えさせているのです。

こうして教育を受けた免疫細胞たちは、腸管免疫を担っているだけでなく、血液に乗って全身にも運ばれ、体の各所に配置されて、病原菌などの敵を見つけると攻撃する戦士となっています。

免疫の働きは、「自己(自分)」と「非自己(異物)」を認識して、非自己に対しては攻撃をしかけて排除することにあります。しかし、腸管免疫の場合は、ときには融通を利かせることも必要です。なぜなら、私たちが毎日摂っている食物は、体にとっては異物だからです。これらにいちいち反応して排除していたのでは、食事ができなくなってしまいます。

そこで、腸管免疫では「危険な病原菌やウイルスを排除すること」と「食品や腸内細菌などの安全なものは排除しないこと（寛容）」を判断する役割を果たしており、その訓練も受けているわけです。当たり前と思うかもしれませんが、この「寛容」はとても大事な機能なのです。

食品に由来する抗原（免疫が反応する異物）のほとんどは、腸内で消化・分解され、免疫反応を引き起こす抗原性やアレルギーを起こすアレルゲンの活性が失われます。ところが、人によってはアレルゲンの活性が残っているものがあります。これらに対して起こる過剰な免疫反応が「食物アレルギー」です。

しかし、本来はこの反応を抑えて食物を安心して食べられる仕組みが、「経口免疫寛容」なのです[4]。そして、この経口免疫寛容は、腸内細菌がいないと誘導されません。

これは動物実験ですが、腸内細菌のいない無菌マウスをつくって観察したところ、経口免疫寛容は成立しなかったという研究結果があります[5]。ところがその後、腸内細菌を住み着かせると、正常な免疫系が形成されたそうです。つまり腸管免疫は、腸内細菌に助けられて発達しているということです。

私たち人間も、母親の胎内にいたときには無菌の状態でした。それが、誕生する際に産道を通ったときに口や鼻から母親の腸内細菌を受け継いだり、誕生後にミルクや離乳食を口にするうちに腸内細菌の種類が増えて共生するようになって、腸管免疫を獲得していきます。

腸管免疫は、食物には反応しませんが、病原菌などには反応して排除するという高度な判断をしています。これほど精密な免疫機能を持った腸管に、腸内細菌が住み着いているということは、腸内細菌に対して寛容が成立していることを示しています。

なぜ腸内細菌は排除されないのでしょう。

実は腸管免疫は、異物が自己にとって危険であるか、そうでないかという判断までも行っているといわれています。つまり、自己と非自己を認識し、非自己の場合は危険か安全か、なおかつ菌の種類も認識し、その情報によって腸管免疫が正常に働くように調節しているということです。

このような腸管免疫の働きによって、大腸のバリア機能が保たれていると、炎症が起きても素早く修復されるなど、腸だけではなく全身の健康が守られます。腸管には全身の約7割の免疫細胞たちが集結しているのですから、腸内環境がよい状態に保たれていれば、腸管免疫が活性化して免疫細胞たちの力も強化され、免疫機能が高まります。これが、ひいてはさまざまな病気を予防することにつながっているのです。

裏を返せば、腸内環境が悪くなると免疫機能も低下することを意味しています。そうなれば、当然のことながら病原菌やウイルスに感染しやすくなったり、がん細胞を攻撃する力も弱ってがんを発症したり、病気になったときに回復が遅くなってしまうのです。

除菌・抗菌も度を超すとアレルギーになりやすい

近年、アレルギーの患者さんが増加していますが、ここにきてアレルギー予防の常識が変わる可能性のある細胞が発見されました。それは、制御性T細胞（通称「Tレグ」）というアレルギーを根本から抑える力を持った細胞のようで、発見したのは人阪大学の坂口志文教授です[6]。すでに20年前のことですが、今脚光を浴びるきっかけとなったのは、ドイツのルートヴィヒ・マクシミリアン大学ミュンヘンのエリカ・フォン・ムティウス教授がアメリカ・オハイオ州に暮らすアーミッシュ族とよばれる人々の調査を行ったことでした[7]。

アーミッシュ族は200年以上前にヨーロッパから移住し、宗教上の理由から移住当時のままの自然とともに暮らす生活スタイルを続けています。子供の頃から家畜と触れ合い、毎日シャワーを浴びない、石鹸も使わないという清潔とは言い難い生活をしています。

ところが、彼らにはアレルギーの人がほとんどいないのです。そこで、アレルギーに対抗する強い遺伝子を彼らは持っているのではないかと考えて大規模な調査が行われましたが、特別な遺伝子は見つかりませんでした。

しかし、彼らの生活を観察していると、家畜と触れ合うことによって体内で何らかの変化を起こしているのではないかと考え、血液が調査されました。すると、Tレグが35％も多いことが判明したのです[8]。どうやら幼い頃から家畜と触れ合うことで、さまざまな細菌と接触し、免疫系が刺激されてTレグが増えた結果、アレルギー疾患が抑えられていたようです。

都会に暮らしていると、清潔な環境が保たれているので免疫系が刺激されず、Tレグが少なくなってアレルギーを起こす細胞を抑え込むことができないため、アレルギーが起きやすくなると考えられています。

このTレグは、食物を通じて取り込んでおり、腸に存在するといわれています。

現代人はきれい好きで、特に免疫が未発達な子供に対しては、細菌感染を恐れるあまり神経質になっており、除菌・抗菌に努めがちです。もちろん細菌を取り込むことは危険もありますが、ある程度は細菌を取り入れることも必要なのかもしれません。

私の子供時代を振り返ってみても、砂場で遊んだり、ときにはよく手を洗わずに食事を摂ることもありました。こうして知らないうちに、いろいろな細菌と接触して免疫を高めていたのかもしれません。しかし、現在は砂場で遊ぶ子供が少なくなりました。砂場を犬や猫がトイレ代わりにしているケースがあるなど、病原菌の宝庫で不潔だからというのが理由です。

こうして日常生活から細菌をどんどん排除していることが、かえってアレルギーを引き起こしやすくしたり、腸内細菌の種類を少なくしている原因とも考えられます。

美と健康の決め手は腸内環境

私たちが健康で若々しくいられるかどうかは腸内環境にかかっており、腸内環境は腸内フローラ（マイクロビオータ）で決まるというのが、おわかりいただけたと思います。

腸内細菌にはさまざまな種類があり、それぞれ私たちにもたらしてくれる働きが異なります。中でもいま注目されているのが、「短鎖脂肪酸」をつくり出している腸内細菌です。実は、この短鎖脂肪酸は「天然の痩せ薬」とまでいわれています。

短鎖脂肪酸は、中鎖脂肪酸や長鎖脂肪酸といった脂肪酸のうち、分子量が小さいものを指しています。具体的には酢酸、酪酸、プロピオン酸などの脂肪酸です。短鎖脂肪酸は、他の脂肪酸のように食物から摂るのではなく、大部分が腸内フローラによってつくり出されているのが大きな特徴です。

腸内フローラによって大腸でつくられた短鎖脂肪酸は、大部分が大腸の粘膜で吸収され、私たちの体のエネルギー源として利用されますが、それだけではありません。大腸の組織を正常に保つための栄養源になったり、腸内を弱酸性の環境にすることで悪玉菌の増殖を防いだり、大腸の粘膜を刺激して蠕動運動を促進して排便をスムーズにするなど、腸内環境を整える働きもしています。

ところが最近の研究で、さらに短鎖脂肪酸は肥満を防いだり、糖尿病を改善する効果も期待できることが明らかになってきたのです[9]。記憶に新しいところでは、テレビ番組の『NHKスペシャル』でも取り上げられましたので、ご存知の方もいるでしょう。

肥満は、脂肪細胞が内部に脂肪をため込んで肥大化することで起こります。脂肪は、飢餓に備えてエネルギー源を蓄えておく役目を担っており、人類が過酷な環境の中でも生き延びて現代まで生命をつなぐ誘因となった大事な機能でもあります。それが、飽食の時代となった現代では裏目に出て引き起こされているのが、肥満という現象です。

肥満は、がんをはじめ、さまざまな病気を併発するリスクを高めるため、日本に限らず世界中で国を挙げて対策に取り組んでいる課題の一つでもあります。

脂肪細胞がどんどん栄養分を取り込むのに対して、その暴走を抑える働きをしているのが短鎖脂肪酸です。つまり、アクセルを踏み込んでいる状態の脂肪細胞の、ブレーキ役となっているのが短鎖脂肪酸というわけです。

食事で取り入れた食物が消化・吸収された後、大腸に到達すると腸内細菌がさらに分解して短鎖脂肪酸をつくり出します。こうしてつくられた短鎖脂肪酸は、他の栄養分と一緒に腸粘膜から吸収され、血液に乗って全身を巡り、脂肪細胞に辿り着きます。

脂肪細胞の表面には、短鎖脂肪酸を感知するセンサー（受容体）がついており、このセンサーが短鎖脂肪酸を感知すると、栄養分を取り込むのを止めるので暴走が止まります。つまり、脂肪が過剰にたまるのを防いでいるのが短鎖脂肪酸なのです。

さらに、交感神経にも短鎖脂肪酸に反応するセンサーがあり、感知すると全身の代謝が活性化することもわかりました。これによって余っている栄養分を消費させることで脂肪の蓄積が抑えられ、体温も上昇して免疫力が高まるなど、さまざまな効果が得られるのです。

現在、腸内細菌がつくり出す短鎖脂肪酸を生活習慣病の改善に活用する研究が進められており、アメリカのベンチャー企業が開発した糖尿病の治療薬が試験段階に入っています(10)。

このように健康維持に強い味方となる短鎖脂肪酸のほかにも、美容の強い味方となる腸内細菌も見つかっています。それが、「エクオール」という物質をつくり出す腸内細菌です。

エクオールは、肌にハリを与えてシワができるのを抑えたり、更年期障害の症状であるホットフラッシュ(顔のほてり)や骨密度の低下を防ぐなど、女性には嬉しいさまざまな効果が期待できると報告されています(11)。

例えば、藤田保健衛生大学の松永佳世子教授が、腸内細菌がつくるエクオールが女性の肌にどのような影響を与えるかを調べています[12]。

その臨床研究は、50～60歳代の女性90人を対象に、エクオールの錠剤を3カ月間飲む人と飲まない人のグループに分けて、「無作為化二重盲検」という最も公正で客観的な試験方法によって行われました。その結果、エクオールを飲まなかった人の目尻は、だんだんシワが深くなっていたのに対して、飲んでいた人ではシワが浅くなっていたのです。まるで肌が若返ったような効果だったといいます。

なぜエクオールにこのような効果があるのかというと、女性ホルモンと似た構造をしているからです。女性ホルモンは、血管をしなやかにしたり、女性の体を若々しく健康に保つ働きをしています。そのため、更年期を迎えて起こる女性ホルモン分泌の減少は、血管を硬くして高血圧や動脈硬化を促進したり、肌のハリやツヤが失われ、シワ、シミ、たるみ、くすみなどを引き起こします。エクオールは、どうやら女性ホルモンの代わりとして働き、不足分を補ってくれるようです。

もう気づいた方もいると思いますが、女性ホルモンと似た構造をしている物質といえば「大豆イソフラボン」が有名です。実はエクオールは、大豆イソフラボンの仲間なのです。ただ、大豆そのものには含まれていません。大豆に含まれるイソフラボンを、腸内細菌の働きで変化させた物質がエクオールで、大豆イソフラボンよりも効果が高いとされています。

ところが、エクオールをつくれる腸内細菌を持っている人は、日本人の2人に1人の割合です。世界的に見ると、大豆をよく食べている国に多いので、日本人にはもっと多くてもよいはずですが、特に若い世代でエクオールをつくる腸内細菌の保有率が減少しているといわれています[13]。どうやら大豆の摂取量や生活習慣による腸内環境の違いから生じたものと考えられます。

このほかにも動脈硬化、がん、アレルギーなどを引き起こす腸内細菌や、逆にこれらを防ぐ腸内細菌も存在することがわかっています[14]。

なお、乳がんの発症には女性ホルモン（エストロゲン）が関係していることから、女性ホルモンと似た働きをするエクオールが体内で増えると、乳がんが進行するのではないかと不安を感じている方がいるようです。しかし、エクオールの大きな特長は、エストロゲンと同様の作用とともに、過剰なエストロゲンの働きを抑える「抗エストロゲン作用」を持つことです。そこで、エクオールは乳管などにおける過剰なエストロゲンを抑え、乳がんのリスクを低下させる可能性が期待されています[15]。

つまり、エクオールが体内でつくられないときは、エストロゲン受容体にエストロゲンが入り込み、過剰なエストロゲン作用が起こります。これに対してエクオールが体内にあるときは、エストロゲンにエクオールがエストロゲンの代わりに受容体に入り込むことで、過剰なエストロゲン作用を弱めることができるというわけです。

いずれにしても、腸内細菌のバランスをよくすると腸内環境もよくなり、大腸がよい状態に整うことでバリア機能が高まります。そうすると、発がん物質や有害物質の発生が抑えられ、これらが血管内に吸収されることを防げるので炎症も起こらず、美容と健康によい効果をもたらしてくれるのです。

腸は体で最初にできた器官だった

美容と健康を左右するといっても過言ではない働きを担う腸は、「第2の脳」といわれるほどその重要性が認知されています。これは、腸と脳の関係を見ていけば、その理由に納得がいきます。

実は、動物の進化は脳ではなく、腸から始まりました。多細胞の動物の中で最も単純な構造を持っているのが、「ヒドラ」といわれる腔腸動物です。文字通り腸が主体の動物で、食物の取り入れ口と排泄物の出口が一緒の体をしています。もちろん脳はありません。すべての動物は、ここから進化したといわれています(16)。

まず、腔腸動物の腸の周りを神経細胞が取り巻いたことで、口から物が入ってくると食物かどうかを判断して消化の指令を出し、吸収が終わると排泄するというように、腸の働きが効率よく調節できるようになりました。やがて、神経系が発達して脊髄ができ、その先端部分が膨らんでできたのが「脳」なのです。

脳神経の一つに迷走神経がありますが、これは広く消化管に分布しており、その90％は内臓の情報を脳に伝えるための神経線維なのです。通常、脳と全身は脊髄（背骨の中にある）を通してつながっていますが、腸にはこのルートとは別の直通ともいうべきルートがあり、それが迷走神経なのです。

迷走神経は、交感神経と副交感神経という2つの神経からなる「自律神経」の一種で、私たちの意思とは関係なく働き、さまざまな機能を調整しています。

また、他の内臓も腸に由来しています。腸の一部が膨らんで胃になり、胃に続く腸から管が出て膵管と胆管になり、それが枝分かれしてできたのが膵臓と肝臓です。つまり、消化・吸収にかかわる内臓は、すべて腸の仲間ということになります(17)。

さらに、腸と脳には共通して使われている神経伝達物質があります。神経細胞は情報のやりとりを電気信号と化学信号で行っており、刺激を受け取り、その刺激の信号を伝達するときに使っているのが神経伝達物質です。よく知られているのは、アドレナリンやドーパミン、セロトニンなどです。

これらの神経伝達物質は、脳でしか分泌されないと思われていましたが、実は腸内細菌もつくっていることが最新の研究で明らかになってきました[18]。腸内細菌がつくった神経伝達物質を大腸の神経系が受け取ると、それを刺激として神経細胞に伝わっていき、迷走神経を介して脳にも届けられるというのです。つまり、大腸の状態が脳に伝わって気分や感情にも影響を及ぼすということです。

例えば、腸内フローラのバランスがよいと、幸せを感じるホルモンといわれるセロトニンやドーパミンが腸でつくられ、その刺激が迷走神経を介して脳に伝わるので、私たちはハッピーな気分になれます。逆に、セロトニンが少なくなると、幸せを感じにくくなって気分が落ち込み、余計にストレスを感じやすくなり、うつ病になる可能性があるというのです。実際に、うつ病の治療に腸内細菌を利用する臨床研究が、アイルランドの大学で始まっています[19]。

したがって、脳にあるものは、ほとんどが腸にもあるということです。むしろ腸で開発したものが、脳にも使われているといえます。このように脳と腸は密接な関係にあり、影響し合っていることから「脳腸相関」といわれています[20]。

こうして見ていくと、私たちの体は腸を軸にして成り立っていることがわかります。腸には、たくさんの血管と神経が張り巡らされ、腸を基準として全身に広がっているため体の情報が集約されているのです。それが「腸は第2の脳」といわれるゆえんでもあります。

大腸の状態が、脳をはじめとする全身に影響を与えることは、ここからも知ることができます。しかし、進化の過程を考えると、本家は脳ではなく腸なのですから「第1の脳」というべきかもしれません。

第2章

腸内細菌のバランスを整える。免疫力が高く、見た目年齢が若い人の「食事」

食生活の改善が大腸を健康に保つための第一歩

生まれたばかりの赤ちゃんは、まだ腸内細菌の種類が少なく、腸内フローラが未発達の状態です。それが、生後6カ月くらい経つと、善玉菌の一つであるビフィズス菌が6~9割も占めるようになります。これは、母乳に含まれるラクトース（乳糖）がビフィズス菌のエサになって繁殖するからで、免疫機能が未発達な赤ちゃんの腸を善玉菌が守っているのではないかと考えられています。

しかし、成長とともにさまざまな菌と接することで腸内細菌の種類が増え、ビフィズス菌の数が減少していき、多種多様な菌が大腸に住み着くようになります。これを「多様性の獲得」といって、この多様性が私たちの腸内フローラの健康状態を決めているといわれています。そのため、腸内フローラの多様性が低下する、つまり腸内細菌の種類が減ってくると、肥満や糖尿病、がんなど多くの病気を引き起こすことが多数の研究によってわかってきました(1)。

前章で述べたように、腸内細菌は種類によって働きが異なりますから、たくさんの種類の菌が大腸に住み着いていれば、それだけ多くの武器を持っているようなもので、さまざまな病気にも対抗することができるようになります。

例えば大腸を会社として、そこに働く社員が腸内細菌だとしましょう。社員の得意分野がみんな同じで、全員が同じ仕事をしていたら会社はどうなるでしょうか。得意分野を生かした仕事では能力を発揮して、クオリティの高い成果を上げることができるでしょう。しかし、ひとたびトラブルに見舞われたら、その対処を得意とする人がいないために、会社の機能はダウンしてしまいます。ですから得意分野の異なるいろいろな人がいることで、会社は多様な対応ができて盤石《ばんじゃく》となり、さまざまな仕事を安全でスムーズに進めることができるのです。

ところが大腸の場合は、加齢とともに少しずつ腸内細菌の種類が減っていき、多様性が失われていきます。また、食生活の乱れや不規則な生活、ストレスなどによっても悪玉菌が増え善玉菌が減り、腸内細菌のバランスが崩され多様性が低下していきます（いわゆるディスバイオーシスの状態）。

腸内細菌は私たちの食べた物をエサにして生きていますから、私たちが何を食べたかで、どのような種類の腸内細菌が優勢になるかも違っていき、腸内フローラは変化します。ですから食生活が腸内環境に大きく影響し、大腸のバリア機能が強まるのか、あるいは弱まるのかを左右することとなるのです。

大腸のバリア機能を弱める食生活には、動物性タンパク質や脂肪、糖分の摂り過ぎが挙げられます。これらは悪玉菌のエサになるからです。また、アルコールの摂り過ぎも、悪玉菌を増やす要因になっています。特に高脂肪・高糖質の食事が腸内フローラを変化させ、健康状態を悪くしていることが明らかにされています。

戦後70年が過ぎた現在、日本人の食生活はすっかり欧米化しています。それに伴って腸内環境も悪化し、大腸がんだけではなく、潰瘍性大腸炎やクローン病など大腸の病気も増えてきました。

潰瘍性大腸炎やクローン病は、腸の粘膜に傷やただれなどの炎症が生じて腸が正常に動かなくなる病気で、免疫系が関係していると考えられており、特定疾患（難病）に指定されています。ただ、腸内細菌の中には炎症を誘発したり、免疫系を助けていたりするものもいることから、これらが潰瘍性大腸炎やクローン病に関与しているともいわれ、そうなると食生活が関係しているのではないかとして研究が進められています。

いずれにせよ腸内環境が大腸の働きに深くかかわっていることは明らかである以上、美容と健康を保つために、まず見直すべきことは食生活といえます。特に、前章でチェックした腸年齢が高かった方は、食事の内容を改善することから始めましょう。

大腸の状態は民族でも異なる

同じ食事を摂っている家族は腸内細菌の構成も似ているため、親が肥満や糖尿病の傾向にあると、子供も同様の体質になりがちです。ところが、こうした個人レベルではなく、国ごとでも腸内フローラには特徴があり、腸内細菌の構成を見れば、どこの国の人なのかがわかるといわれています。

それは、国によって食習慣が異なるため、獲得した腸内細菌も違っているからです。つまり、民族ごとに継承している腸内細菌がいるというわけで、これが民族ごとの体質をつくっていると考えられるようになりました。

ですから、食生活の欧米化に、日本人の腸内細菌が対応しきれず、それが腸内環境を乱す原因となって大腸にダメージを与えているのかもしれません。

例えば、欧米人は牧畜民族としての食習慣を長く続けたことで、それに適した体に変わっています。それが、腸の長さや消化酵素の活性度にも現れているといわれています。

肉食動物のライオンは腸が短く、草食動物の牛は腸が長いのと同じように、肉食文化の欧米人は腸が短いのに対し、穀類や野菜が中心の食生活を続けてきた日本人の腸は長くなっています。これは、穀類や野菜には食物繊維が多いため、腸でゆっくり消化する必要があるからです。しかし、肉類は腸内に長くとどまっていると腐敗するので、早く排泄するために欧米人の腸は短くなったと考えられています。

ですから、腸の長い日本人が体の許容量以上に肉類を摂ってしまうと便秘になり、腸内の滞留時間も長くなることで腐敗が進んだ結果、有害物質が発生するなど腸内環境を悪くしてしまうのです。実際に、多くの女性が便秘に悩んでいます。

また、米食が中心の日本人はアミラーゼ（デンプン分解酵素）の活性が高く、欧米人は乳製品に対応できるラクターゼ（乳糖分解酵素）の活性が高くなっています。そのため、日本人の中には牛乳を多量に飲むと、うまく分解できないためにお腹がゴロゴロして下痢をしてしまう人がいます。

さらに、日本人に継承されている特有の腸内細菌があることもわかりました。日本人の腸内フローラを遺伝子解析したところ、海藻を消化する腸内フローラ（海藻消化菌）が見つかったというのです[2]。この腸内フローラは、他の国の人からはほとんど見つかっていないことから「スシ・ファクター」とよばれているそうです。

確かに、日本人は海苔を美味しいと感じて好んで食べ、海苔巻きは寿司の定番です。しかし、欧米人は海苔を消化できないために食べても美味しいとは感じられないので、海苔で巻かないカリフォルニア巻きという独自の寿司を開発したのかもしれません。

海に囲まれて暮らしてきた日本人は、昔から海藻類を食べていたので、海藻類を消化する腸内細菌を獲得しているのです。これは１０００年単位で海藻類を食べ続けてきた唯一の民族である日本人が、先祖から受け継いできた腸内細菌です。

しかし、最近は日本人も海藻類を食べることが減ってきたため、「海藻消化菌」といわれるこの腸内細菌を持っていない人もいるそうです。それでも、この腸内フローラを持っているのは日本人に多いのですから、私たちの腸内からいなくなってしまったら、海藻消化菌はこの世から消えてしまう可能性があります。

このように、同じ人間でも民族によって獲得している腸内細菌が違っており、これによって体質も異なるので、同じ食事を摂っても日本人のほうが糖尿病になりやすい、腸内環境が乱れるなどの傾向が出ます(3)。それぞれに適した食生活を送ることが大事なのです。

これは人間だけではなく、動物にもいえることです。例えば、コアラはユーカリの葉を主食にしていますが、ほかの動物はほとんど食べられません。ユーカリの葉には、消化を妨げるタンニンという成分が多く含まれているからです。ところがコアラの腸には、タンニンを分解する腸内細菌が存在していることが明らかになりました。

コアラは、その細菌に住処とユーカリというエサを提供し、細菌はコアラにユーカリを食べられる体質を提供し、共生関係を結んだわけです。

そこで、赤ちゃんコアラは離乳食として母親の便を食べることで、ユーカリを消化できる腸内細菌を受け継いでいたのです。しかも、母親がユーカリを消化できる腸内細菌を含んでいる便を出すのは、離乳食の時期だけだといいます。

同様のことが、パンダにもいえます。パンダの主食は竹や笹の葉ですが、これは繊維質ですから非常に消化が悪いのです。ところが、パンダの消化管には竹や笹の葉を分解する細菌がたくさん繁殖しているので、細菌と共生することで主食にできたといわれています。

明治時代に石塚左玄という人が、人間はその土地の食べ物が一番適していると提唱し「身土不二（しんどふじ）」という食運動を行っていました。まさにその通りで、腸内フローラの観点からも日本人の腸には和食が適しているといえるのです。

善玉菌を増やす食事が重要

2013年に「和食」がユネスコ無形文化遺産に登録されました。和食は健康的で日本人の長寿につながっている食事として評価され、世界中で和食ブームが起こっています。皮肉にも、和食離れが進んでいる日本とは逆の現象が起きているのです。

和食は、生活習慣病を予防するだけではなく、腸内環境を整えるうえでも実に効果的で、日本人の腸を健康に保つのには理に適った内容になっています。

腸内細菌は、菌の種類によって生息する場所が異なります。例えば、空気中の酸素を好む菌を「好気性菌」といいますが、これは悪玉菌に多く、主に消化管の上部に存在しています。これに対して空気を嫌う菌を「嫌気性菌」といい善玉菌に多く、主に消化管の下部に存在しています(4)。

したがって、私たちが食べたさまざまな栄養素は、まず消化管の上部にいる悪玉菌のエサに利用されてしまうため、下部にいる善玉菌までは届きにくくなります。ですから、悪玉菌の好物である肉などの動物性タンパク質や脂肪、糖質が多い食事を摂り続けていると、悪玉菌がどんどん繁殖することとなり、逆にエサが回ってこない善玉菌は飢餓状態になって減少していき、腸内細菌のバランスが悪くなるのです。

このようなことから腸内環境を整えるには、善玉菌にまでエサがしっかり届くようにして善玉菌を増やし、腸内細菌のバランスを改善する必要があります。善玉菌が優勢になれば日和見菌も加勢し、情勢が変わったことで悪玉菌はおとなしくなり、大腸も本来の働きを取り戻すことができるのです。

では、どのようにして善玉菌を増やせばよいのでしょう。

多くの人が真っ先に思い浮かべるのは、ビフィズス菌や乳酸菌といった善玉菌を多く含んでいる発酵食品を摂ることではないでしょうか。けれども、よく考えてみてください。善玉菌は生きている菌である以上、エサが必要となります。いくら善玉菌をたくさん摂っても、肝心のエサがなければ繁殖することはできません。

そこで力を発揮するのが「食物繊維」です。なぜなら、食物繊維は腸内環境をよくし、大腸の働きを助けてくれる善玉菌のエサになるからです。

人間の腸は、食物繊維を吸収することはほとんどできないので、便として排泄するしかありません。しかし、腸内に住み着いている善玉菌にとっては貴重な栄養源となります。善玉菌は食物繊維を分解し、発酵させて自らのエネルギーとして利用したり、そのエネルギーによって仲間を増やしたりしています。

また、前章でも述べたように、肥満や糖尿病、老化を防ぐ効果のある「短鎖脂肪酸」や「エクオール」など、体にとって有益な物質をつくり出してくれます。

ですから食物繊維を摂取しないと、いくら善玉菌を摂取してもエサがないので活発に活動することができず、私たちにとって有益な結果をもたらしてくれなくなるのです。もちろん善玉菌の仲間を増やすこともできません。したがって、善玉菌を摂るだけでは不十分で、エサとなる食物繊維も一緒に摂ることが重要なのです。

また、善玉菌がつくり出す短鎖脂肪酸は、酢酸、酪酸、プロピオン酸という3つの物質の総称ですが、これらは「酸」という言葉がついていることでもおわかりのように腸内環境を弱酸性に傾ける働きをしています。

腸内のＰＨ《ペーハー》は弱酸性が理想的で、この状態が善玉菌にとって最も繁殖しやすい環境となり、糖などを分解して乳酸や酢酸などの短鎖脂肪酸をつくり出しやすくなります(5)。このときには炭酸ガスやメタンガスなどのガス類を発生することもないので、お腹にガスがたまることもありません。

乳酸や短鎖脂肪酸が生じると、腸内のＰＨが酸性に傾きます。酸性に傾いた腸内では、いうなればお酢で食物の腐敗を防いで保存するように、酸に弱い悪玉菌の増殖を抑えることもできるのです。

「腐敗」と「発酵」は似て非なるものです。大腸の状態がよいと、腸内で発酵が起こり、これによってつくり出された有益な物質が、私たちの美容によい効果をもたらし、健康に導いてくれます。逆に大腸の状態が悪いと、腸内で腐敗が起こり、これによってつくり出された有害物質が腸壁を傷つけたり、血管内に吸収されて全身を巡ってさまざまな病気の要因になります。

そのためにも腐敗ではなく、発酵を促す食事を摂ることが重要なのです。それなら、お酢を飲んでも同じ効果が得られるのではないかと思われたのではないでしょうか。

確かに、お酢でも同じ効果は得られますが、それは一時的な効果にすぎず、残念ながら持続力はありません。ですから腸内細菌の助けを借りて、短鎖脂肪酸を出し続けてもらえる腸内環境を整えるほうが効率がよいといえます。そのうえで善玉菌を多く含んでいる発酵食品を摂ると相乗効果を得られます。

そして、これらをすべて満たしているのが和食なのです。それも、昔ながらの一般家庭で食べられていた食事です。家庭料理は、ご飯と味噌汁、メインのおかずと副菜、漬物などで構成されています。タンパク源には魚や肉、卵、大豆製品があり、食物繊維は野菜、キノコ類、海藻類など、そして発酵食品には味噌と醬油、酢、ぬか漬けというように、とても栄養バランスのよい食事です。さらに、日本には「出汁」があります。かつお節や昆布などからも、しっかりと栄養を摂っていました。

善玉菌を増やすには実に効果的な食事で、実際にこのような食事を摂っていた1960年代までの日本人には大腸がんをはじめ、肥満や糖尿病などは少なかったのです。ですから、昔ながらの食事を摂ることが、現代の日本人の腸には必要なことといえます。なぜなら私たちの腸には、和食を食べてきた腸内細菌が受け継がれているからです。

長い年月をかけて築き上げてきた腸内細菌との共生関係が、食生活の激変によって崩れてしまいました。しかし、欧米人のような肉類や脂肪に対応する新たな共生関係を築くには、何世代にもわたる年月が必要です。腸内細菌の構成から見ても、残念ながら私たちの腸には、まだ新たな共生関係が築けていないのが現状です。

日本人特有の腸内細菌を持っている私たちの腸は、伝統的な和食を摂ることで働きやすくなるのです。これが、ひいては善玉菌を増やすことにつながります。

善玉菌を増やす食材とは

腸内環境は食事による影響が大きく、食物で改善することができる反面、食物で悪化する可能性があるともいえます。

私は長年、多くの患者さんの腸内を観察してきましたが、例を挙げると腸のきれいな「腸美人」といえる方に共通しているのは、肌にハリがあって血色がよく、若々しくてハツラツとしています。そして、よく笑うのです。また、アルコールを摂取していない方が多いですね。

彼女たちに食事内容をお聞きしたところ、健康に対する意識が高く、実にさまざまな食材をまんべんなく取り入れて、非常に栄養バランスのよい食事をしていることが多かったのです。中でも、「発酵食品」と「食物繊維」をしっかり摂っている印象を受けました。ここからも食事の重要性を感じたものです。

ですから、特に腸年齢の高い方は腸内環境が悪く、大腸がダメージを受けている可能性があります。この状態では腸美人には程遠く、老化が進んでしまうため、今から食事を見直して腸内環境を整え、美容と健康を手に入れましょう。

まず、腸内環境を整えるには、善玉菌を増やして腸内フローラのバランスを改善することが必要です。それには、次の３つの条件を満たす必要があります。

①　ビフィズス菌や乳酸菌などの善玉菌を増やすために、発酵食品を摂ること。

②　善玉菌のエサとなり、また腸内で発生している発がん物質や有害物質を体外に排出する働きのある食物繊維を摂ること。

③　善玉菌のエサになるオリゴ糖を摂ること。

発酵食品を摂る

善玉菌というとビフィズス菌と乳酸菌が代表格ですが、ほかにも納豆菌、麹《こうじ》菌などがあり、これらはヨーグルトや乳酸菌飲料、納豆、味噌、醤油などの発酵食品に含まれています。特に腸内細菌のバランスを整えるのに有効な生きた菌を総称して「プロバイオティクス」とよびます。プロバイオティクスは、1989年にロイ・フラーにより「腸内フローラのバランスを改善することによって宿主の健康に好影響を与える生きた微生物菌体」と定義されています(6)。

ビフィズス菌と乳酸菌は混同されがちですが、ビフィズス菌が糖質、特にオリゴ糖をエサにして酢酸や乳酸をつくり出しているのに対して、乳酸菌はブドウ糖などの糖質をエサにして乳酸しかつくり出していません。

ビフィズス菌は生まれてすぐに腸内に住み着く常在菌ですから、私たちとは付き合いが長く、腸内フローラを良好にするにはビフィズス菌をいかに大腸に多く保ち続けるかがポイントとなります。

乳酸菌は、酸素があっても生きられる菌なので、大腸の至るところに生息していますが、ビフィズス菌は酸素があると生きていけないために、遠位大腸に生息しています。そこで腸内では、乳酸菌がビフィズス菌をサポートして、ビフィズス菌が生きやすい環境をつくる役目も担っています。ですから乳酸菌とビフィズス菌の両方を摂ることで、腸内環境が整いやすくなります。

しかし、残念ながらビフィズス菌は、加工されていない食品（野菜や肉類など手を加えていない生の食材）には含まれていません。そのため、ビフィズス菌を添加した飲食物などで外から補う必要があります。その代表がヨーグルトです。

乳酸菌には、植物由来と動物由来の2種類があり、両者は住み着いている場所も働きも異なります。植物性乳酸菌は、野菜、豆類、米、麦などの植物性食品に含まれるブドウ糖をエサにして育ちます。栄養が少ないところや過酷な環境でも生き抜く力のある、とても丈夫な菌です。そのため、植物性乳酸菌はほかの菌とも共存できるので、さまざまな種類の食品に存在しているうえ、体内では胃液や膵液などでも簡単に分解されないため、生きたまま腸に届きやすいという特長を持っています。代表的なものには、ぬか漬け、野沢菜、柴漬け、すぐき、キムチなどの漬物類、味噌、醤油などがあります。

これに対して動物性乳酸菌は、動物の乳に含まれる乳糖をエサにして育ちます。生息環境も限定され、ほかの菌とは共存できないために単独で生きています。胃酸に弱く、ほとんどが死滅してしまい生きたまま腸に届きにくいのが弱点です。代表的なものには、ヨーグルトやチーズなどの乳製品、くさや、フナ寿司、塩辛、アンチョビなどがあります。

それなら、動物性乳酸菌を摂っても無駄ではないかと思いがちです。しかし、腸に向かう途中で死滅してしまった動物性乳酸菌は、自らが植物性乳酸菌やビフィズス菌などの善玉菌のエサになって活性化させる働きがあるのです。ですから、食事のときには漬物などの植物性乳酸菌を摂り、食後にヨーグルトを食べるなど、バランスよく両者を摂ることが大切です。

特にヨーグルトは、腸内環境を整えるほかにも、血圧やコレステロール値を下げたり、花粉症の症状を和らげるといった健康効果も期待できます。さらに、肌のハリをよくして乾燥から守ってくれたり、ニキビの改善、紫外線による肌のダメージを抑えるという研究結果も報告されているので、美容の面でも強い味方になります[(7)]。

ただし、ヨーグルトは乳製品のため脂肪分が多く、摂りすぎると逆効果になるので注意が必要です。

納豆は、煮大豆を納豆菌により発酵させてつくり上げた食品です。独特のネバネバに含まれるタンパク質分解酵素は、ナットウキナーゼという酵素です。ナットウキナーゼは心筋梗塞や脳梗塞などの原因となる血栓を予防し、血流をよくする効果が認められていることで有名で、その効果が実証されています。そのため、生活習慣病にも有効とされていますが、腸内環境を整えることにも役立っています[(8)]。

納豆菌は、善玉菌のような腸内細菌ではなく、自然界に存在する菌ですが、腸内では最も長く生きることができる強さをもちます。戦前は、日本海軍でコレラやチフス、食中毒の予防に納豆が用いられるなど、抗菌食品として利用されていました。生きたまま腸に届きますから、抗菌作用で悪玉菌の繁殖を抑えたり、遠位大腸にいるビフィズス菌にまで届いてエサにもなります。

そのため、納豆菌と乳酸菌を一緒に摂ると、相乗効果が期待できるのです。実際に、納豆と乳酸菌を共存させた実験を行った結果、乳酸菌が約10倍に増えたという報告があります[9]。その実験では、乳酸菌を単独で培養したときには10倍程度の増加にとどまりましたが、乳酸菌と納豆菌を混合で培養したところ、100倍程度にまで増殖したそうです。

そうだとすれば、馴染み深い「キムチ納豆」は理に適っており、納豆に柴漬けを入れるなど、同時に摂る工夫をすることで効率よく善玉菌を増やせるのではないでしょうか。

ポイント
1つの食材に偏らず、さまざまな発酵食品から異なる種類の善玉菌を摂り、相乗効果を高めましょう。

食物繊維を摂る

有益菌の増殖を促す補助物質を「プロバイオティクス」といいます。これには食物繊維とオリゴ糖があります。

善玉菌も生きているのですからエサが必要です。十分なエサがあれば善玉菌は元気になり、どんどん繁殖して数を増やすことができます。その最も効果的なエサとなるのが食物繊維です。悪玉菌は食物繊維を好まないのでエサになることなく大腸内を通り抜け、食物繊維が好物のビフィズス菌のいる場所まで到達することができるからです。

食物繊維は栄養素の分類で見ると糖質の一種で、かつては食物の残りカスと考えられていました。しかし、研究が進んだ現在は「第６の栄養素」とよばれるほど重要視されるようになっています。

ひと口に食物繊維といっても、実は水に溶ける「水溶性食物繊維」と、水に溶けない「不溶性食物繊維」の２種類があることはあまり知られていません。両者にはそれぞれ特性がありますので、それを知ったうえで利用すれば効果を得られますが、知らずに摂っていると逆効果になることもあります。

まず、水溶性食物繊維はスポンジのように水分を吸収しやすく、水に溶けるとゲル状になって便を軟らかくする働きをしています。消化管での食物の移動を緩やかにするので腹もちがよく、食べ過ぎを防いだり、腸内の余分な栄養素や有害物質を吸着して体外へ排出する作用があります。また、ブドウ糖の吸収を遅くして、血糖値の急激な上昇を抑えるなどの効果をもたらしてくれます。

水溶性食物繊維には、いくつかの種類があります。リンゴやバナナ、キウイフルーツなどに多く含まれているものが「ペクチン」で、ジャムやマーマレードがゼリー状に固まるのはペクチンの作用によるものです。このほか、こんにゃくに含まれる「グルコマンナン」、ワカメに含まれる「アルギン酸」、寒天に含まれる「アガロース」「アガロペクチン」、もずくなどの海藻類に多く含まれる「フコイダン」などがあります。海藻類のヌルヌルした物質は、これらの水溶性食物繊維によるもので、大腸の腸内細菌の働きでオリゴ糖などに代謝されます。

水溶性食物繊維を多く含む食材には、リンゴ、バナナ、キウイフルーツ、アボカド、プルーン、キンカンなどの果物、昆布、ワカメ、もずくなどの海藻類、ゴボウ、モロヘイヤ、サトイモ、サツマイモ、オクラ、ユリ根、ニンジンなどの野菜、納豆、小豆などの豆類、こんにゃくなどがあります。

もうお気づきかと思いますが、主にヌルヌル、ネバネバした食材に水溶性食物繊維は多く含まれています。

一方の不溶性食物繊維は、ほとんどが植物の細胞壁を構成している筋張った繊維質が特徴です。水分を吸収すると、数倍から数十倍に膨らむ性質があります。これによって便の量を増やし、さらに腸壁を刺激して蠕動運動が活発になり、排便を促しています。その反面、摂り過ぎると便の水分を奪ってしまい、かえって便秘になる可能性があります。また、腸内環境を整え、腸内の有害物質を体外に排泄する働きもあります。

不溶性食物繊維にも、いくつか種類があります。穀物の外皮に多く含まれている「セルロース」、米ぬかや小麦ふすまに含まれる「ヘミセルロース」、ココアや豆類に含まれる「リグニン」、ゴボウやキクイモに含まれる「イヌリン」、キノコ類に含まれる「β‐グルカン」などがあります。これらの多くは、硬くてよく嚙まなければならないため、満腹感を得やすく、食べ過ぎを予防する効果もあります。

不溶性食物繊維を多く含む食材には、サツマイモ、ゴボウ、モロヘイヤ、セロリなどの野菜、小豆、インゲン、大豆などの豆類、玄米やトウモロコシなどの穀類、エリンギなどのキノコ類などがあります。

腸内環境を整えるには、水溶性食物繊維と不溶性食物繊維のバランスが大切で、両者を1対2の割合で食べるのが理想とされています。ほとんどの食材に両方の食物繊維が含まれていますが、食材によってバランスは異なるため、摂るときには水溶性食物繊維を意識して摂ることをお勧めします。

なぜかというと、多くの方が食物繊維というと繊維質をイメージし、不溶性食物繊維のほうを意識して摂る傾向にあるからです。そのために水溶性食物繊維が不足がちで、結果的には食物繊維のバランスが崩れています。もしも「食物繊維を意識して摂っているのに便秘が改善しない」という方は、水溶性食物繊維が足りていない可能性があります。

食物繊維の大きな働きとして、前にも述べましたが、腸内細菌のエサとなって短鎖脂肪酸をつくり出してくれることがあります。これによって美容と健康に効果のある、さまざまな作用を得られるようになります。実際に、滋賀医科大学安藤朗教授らは、過敏性腸症候群や大腸がんの人に、短鎖脂肪酸の一つである酪酸が少ないという論文も発表しています(10)。

水溶性食物繊維と不溶性食物繊維をバランスよく含んでいる食材には、キウイフルーツ、バナナ、プルーン、アボカド、サニーレタス、ゴボウなどがあります。これらと発酵食品であるヨーグルトなどを組み合わせると、より効率よく摂ることができます。

ポイント
水溶性食物繊維と不溶性食物繊維を１対２の割合で摂るようにしましょう。

オリゴ糖を摂る

タマネギを加熱すると甘く感じるように、果物だけではなく、野菜にも糖質が含まれています。この甘味こそがオリゴ糖なのです。

糖質は、分子量の大きさで分けられており、ブドウ糖や果糖のように「これ以上分解できない」という最小単位を「単糖類」といいます。この単糖が2～10個ほど結合した「少糖類」がオリゴ糖です。食物繊維は「多糖類」になります。

砂糖の主成分となっているショ糖や麦芽糖などは、小腸で吸収されやすく、エネルギー源になるものを含んでいますが、人間の消化酵素では消化されない成分も含まれています。これらは分解されずに大腸まで届き、善玉菌の代表であるビフィズス菌のエサになります。その一つが多糖類の食物繊維で、もう一つが少糖類のオリゴ糖です。

食物繊維と同様に、善玉菌は腸内でオリゴ糖を代謝して酪酸、酢酸などの短鎖脂肪酸をつくり出します。この酪酸は、大腸の粘膜の栄養分で、さらには腸の蠕動運動を促したり、腸内を弱酸性に保つ役割を果たします。その結果、腸内に腐敗物質が発生するのを防いだり、便通をよくしています。その作用が顕著なのがビフィズス菌というわけです。ですから、腸内環境を整えるうえで、オリゴ糖を摂ることも大切なのです。

オリゴ糖は、小腸で吸収される「消化性」と、消化されずに大腸まで届く「難消化性」に大きく分けられます。この難消化性のオリゴ糖は、消化されないため血糖値の上昇もありません。そもそもオリゴ糖の「オリゴ」とは「少ない」という意味で、カロリーが砂糖の半分ほどです。

オリゴ糖にも、大豆オリゴ糖、フラクトオリゴ糖、乳果オリゴ糖、ガラクトオリゴ糖、キシロオリゴ糖、ラフィノース（ビートオリゴ糖）、イソマルトオリゴ糖など、いくつか種類があります。これらのオリゴ糖は甘味料として市販もされています。

しかし、野菜や果物などにも含まれていますので、ここでは食事に取り入れていただけるようにオリゴ糖の種類に関係なく、含有量の多い食材を挙げていきましょう。

◉野菜では、ゴボウ、タマネギ、ネギ、ヤーコン、エシャロット、ニンニク、チコリ、キャベツ、アスパラガス、タケノコ、ダイコン、カブなど。

◉豆類では、大豆に多く、きな粉、豆乳、豆腐、枝豆、納豆、味噌、醤油などのほかに、ささげ、いんげん豆、えんどう豆、小豆など。

◉果物では、バナナ、リンゴなど。

◉このほか、ハチミツ、ライ麦、甘酒、乳製品などにも含まれています。

これらには食物繊維も含んでいる食材が多くあります。例えば、バナナやリンゴにはペクチンとセルロース、大豆にはリグニンとセルロール、また納豆や甘酒は発酵食品でもあるので、意識して食材を選んでいくと、意外と摂れるようになります。

ただ、食材から摂るにはオリゴ糖の含有量が少ないため、食事のたびにオリゴ糖を含んでいる食材を摂るように心がけましょう。

ポイント

毎食、オリゴ糖を含んでいる食材を取り入れることが大切です。

さて、発酵食品、食物繊維、オリゴ糖について見てきたところで、ゴボウ、タマネギ、リンゴ、バナナ、納豆など、それぞれで重複している食材がいくつかありました。これらを食事に積極的に取り入れたり、組み合わせることでバランスをとるようにしましょう。

例えば、昆布で出汁をとった味噌汁の具に豆腐、ワカメ、ネギを入れたり、筑前煮のようにさまざまな食材を一緒に煮たり、炊き込みご飯にするなど、組み合わせることで手間をはぶいて一石二鳥の効果を得られるようにすれば、継続することができるのではないでしょうか。

摂取する食材の種類は多いほうがよい

善玉菌を増やして腸内フローラのバランスをよくするには、発酵食品や食物繊維やオリゴ糖の含まれる食物を摂ることが大切ですが、それ以外にも重要なポイントがあります。

それは、1日に摂取する食材の種類が、多いほどよいということです。なぜなら、腸内細菌の種類と量を増やすことにもつながるからです。

前述したように、私たちの腸には多種類の細菌が共存しており、その多様性が美容や健康に大きく影響を与えています。したがって、加齢や食生活の乱れなどによって多様性が低下する、つまり腸内細菌の種類と量が減ってくると、さまざまな病気を引き起こす要因になるのです。

腸内フローラに住む多種類の細菌は、テリトリー争いで競合していますが、一方でお互いに助け合い、連携して美容と健康に有益な働きをしています。ですから腸内フローラ全体の細菌に栄養を与え、活性化させて底上げを図ることも重要なポイントとなるわけです。

それには、穀類やイモ類、肉や魚、野菜や果物、キノコ類、海藻類など、さまざまな食材をまんべんなく摂るとよいでしょう。そうすることで栄養バランスが整い、それによって細菌の活動も活発になり免疫力を高めたり、腸内環境を整えることにつながります。

カナダにあるウェスタン大学生化学部のグレッグ・グール教授の研究によると、長寿の方の腸内フローラは、非常にバランスがよいことを発見しています。では、どのような食事を摂っているかというと、肉も食べていれば、刺身や焼き魚も食べ、煮豆、カボチャの煮物、ワカメの酢の物、お浸し、ぬか漬け、赤飯、具だくさんの味噌汁と、実にバラエティに富んでいました。

よく「1日30品目を摂りましょう」といいますが、これは栄養面だけではなく腸内環境にとってもよいことで、長寿の方はクリアしているケースが多いといいます。特に日本人には海藻消化菌が住み着いているので、海藻類を育てて数を増やし、味方につけるのもよい方法と思われます。

腸内フローラのバランスを保つうえでも食材を偏らせることなく、いろいろなエサを腸内細菌に与えてバランスよく腸内環境を改善するようにしましょう。

効果的な食べ方・調理方法の例

「腸内環境を整える」という視点から食材を見ていくと、食べ方や調理方法で損をしていることがあります。そこで、発酵食品、食物繊維、オリゴ糖の効果的な食べ方や調理方法のポイントをいくつか紹介しましょう。

発酵食品は常温にしてから食べる

発酵食品の乳酸菌などは熱に弱く、耐熱温度は60度くらいまでとされ、それ以上の温度で加熱調理すると菌が死滅しています。ですから味噌汁にした場合、沸騰させると味噌に含まれている乳酸菌の効果は期待できなくなります。そのため、具材を出汁で煮て火を止めた後、味噌を入れるとよいのです。

けれども、味噌に限らず乳酸菌は死滅しても、腸内で善玉菌のエサになりますから無駄ではありません。

ヨーグルト、チーズ、納豆、ぬか漬け、キムチなどは基本的に加熱しないで食べることが望ましいですが、ここで一つポイントがあります。冷蔵庫から出してすぐに食べるのではなく、10~20分くらい常温に戻してから食べるとよいのです。

なぜかというと、冷蔵庫から出したばかりでは冷えて菌が眠った状態のため、その活動が活発ではないからです。しばらく常温にしておくと、菌の活動も活発になりより効果的に乳酸菌を摂ることができます。特に、植物由来の乳酸菌は強く大腸まで届くので、食事に加えたい食品です。

なお、最近はホットヨーグルトが美容によいとされています。この場合、冷蔵庫から出して冷えたものを電子レンジで30秒~1分ほど温めるというもので、ヨーグルトは適温になっているため乳酸菌も死滅していないとされています。

乳酸菌やビフィズス菌とお酢は最強のコンビ

乳酸菌やビフィズス菌とお酢を一緒に摂ると、お酢の酸で乳酸菌やビフィズス菌が死んでしまうと思われていますが、そういうことはありません。むしろ相性がよい組み合わせなのです。

お酢には、クエン酸をはじめ、約60種類もの体によい成分が含まれています。これにより疲労回復、血糖値の上昇を抑制、便通をよくして老廃物を排出するなどの効果が期待できます。したがって、乳酸菌やビフィズス菌とお酢の組み合わせは、デトックス効果が高まります(11)。

そもそもお酢は、糖質を含む食材をアルコール発酵させた後、酢酸発酵させてつくられた発酵食品の仲間です。お酢の主成分であり、酸味の元となる酢酸は、胃腸を刺激して蠕動運動を促し、アミノ酸などの有機酸が腸粘膜を強化するため、腸内の悪玉菌の繁殖を抑えてくれます。

そこで、効果的なのが「酢味噌和え」です。お酢、味噌、砂糖をよく混ぜ、野菜や海藻類と和えると、腸内でスピーディーに善玉菌を増やすことができ、免疫系を強化することにもつながります。

また、ヨーグルトにリンゴ酢などの果実酢をかけても同じ効果が得られます。

ヨーグルトをうまく活用する

食後のデザートやおやつとして、そのまま食べられるヨーグルトは便利な食品です。きな粉をかけたり、リンゴやバナナ、キウイフルーツなどの果物と一緒に食べたり、果物と野菜を加えてスムージーにすると相乗効果が得られます。

また、サツマイモをマーマレードやリンゴジャムなどで煮て、ヨーグルトをかけると、食物繊維も同時に摂れます。

このほか、プレーンヨーグルトとエキストラバージンオリーブオイル、塩、コンショウ、ハチミツでドレッシングをつくり、サラダなどを食べるのも効果的です。

ただ、空腹時にヨーグルトを食べると、胃酸で菌が死滅してしまうため、少しでも生きた菌を大腸まで届けるには、胃酸が薄まった食後がよいでしょう。朝の忙しい時間にヨーグルトだけを食べて出かける方もいるかと思いますが、腸内環境を整えるうえでは損な食べ方といえます。

粒納豆よりひきわり納豆のほうが納豆菌は多い

ひきわり納豆は、砕いた大豆に納豆菌をふりかけてつくられますが、砕くことで表面積が大きくなり、納豆菌による分解が進んで発酵時のビタミンなどが粒納豆よりも増えています。例えば、ビタミンKは１・６倍、パントテン酸は１・２倍です[12]。

ですから、手巻き寿司にひきわり納豆を使用するなど、メニューによって上手に使い分けをするとよいでしょう。

また、キムチ納豆がよいと先に述べましたが、そこにエキストラバージンオリーブオイルを少し加えると、さらにパワーアップします。オリーブオイルのオレイン酸には大腸の蠕動運動を促す効果があり、便が油分を含んで腸内での滑りをよくするからです。

加熱するとオリゴ糖が増える

野菜は加熱するより生のほうが酵素の働きを得られるといわれ、最近は生で食べるケースが増えてきました。しかし、甘味が増すことでもおわかりのように、加熱するとオリゴ糖が引き出されます。

オリゴ糖は、デンプンが酵素の働きで分解されることでつくり出されます。このデンプンをオリゴ糖に変えてくれる酵素が、しっかり働くために必要な条件が加熱なのです。ですからオリゴ糖は熱や酸に強い性質を持っています。

そこで、オリゴ糖を多く含んでいるタマネギ、アスパラガス、キャベツ、ゴボウ、カブ、ダイコンなどは、煮込み料理に最適です。水溶性食物繊維の多い食材と一緒にスープにすると摂りやすくなります。

ただし、長く煮込みすぎると単糖類となり、血糖値を上げるなど砂糖と同じ作用を起こすようになるので注意しましょう。

また、リンゴやバナナも焼いて、きな粉をかけて食べると、大豆に含まれるオリゴ糖と食物繊維も摂ることができます。

ゴボウの皮はむかずに使う

きんぴらゴボウ、炊き込みご飯、豚汁など、日本人には馴染み深いゴボウですが、実はゴボウを食べる習慣があるのは、日本、韓国、台湾などアジアの一部の地域だけといわれています。

ゴボウには水溶性食物繊維と不溶性食物繊維、オリゴ糖のほかに、老化を予防する効果のあるクロロゲン酸というポリフェノールが含まれています。クロロゲン酸はコーヒーにも含まれており、活性酸素から細胞を守る抗酸化作用と脂肪燃焼作用のある物質ですが、これはゴボウの皮の部分に多く含まれています。そして、クロロゲン酸は水に溶ける性質があります。

ゴボウを切って水にさらしておくと、水が茶色くなります。この茶色い成分こそがクロロゲン酸なのです。ですから皮をむいたり、水にさらしたりすると、せっかくのクロロゲン酸が失われてしまいます。また、うま味成分であるグルタミン酸も皮の部分に多く含まれています。

そこで、ゴボウを使うときは皮をむかずにタワシでよく洗い、水にもさらさないで使うのがポイントです。

定番のきんぴらゴボウもよいですが、目先を変えて梅干しと一緒に煮ると柔らかくなり、梅干しの酸味とゴボウの甘味成分であるオリゴ糖が引き出され、胃腸の弱い方でも安心して食べられます。

ポリフェノールは腸で機能性を発揮する

ゴボウにも含まれているポリフェノールは、いまや健康増進だけではなく、エイジングケアにも欠かせない大事な成分です。

植物は自分では動けませんから紫外線などの有害物質や虫から身を守るために独特の香りや色、苦味などを持っているものが多くあります。これらが抗酸化物質の正体で、「ファイトケミカル」といわれています。ファイトはギリシャ語で「植物」、ケミカルは英語で「化学」という意味で、植物が持つ生体調整機能の成分を総称してよばれています。

ファイトケミカルには、ポリフェノールやフラボノイド、カロテノイドなど、その種類は1万種にも上るといわれています。例えば、ポリフェノールには赤ワインやブルーベリーに含まれるアントシアニン、緑茶のカテキンやタンニン、大豆のイソフラボン、ゴマに含まれるセサミノールなどがあります。

これまで、ポリフェノールは吸収率が低いので、体内ではあまり効果的に働かないと思われていました。ところが現在は、腸内フローラによってポリフェノールが代謝され、吸収率が変わったり、逆にポリフェノールが腸内フローラの構成を変化させることがさまざまな研究によってわかってきました[13]。

例えば、大豆イソフラボンの一種であるダイゼインは、腸内細菌の働きによってエクオールに代謝されます。エクオールは、体内で女性ホルモンと似た作用を及ぼすことで「スーパーイソフラボン」といわれています。緑茶のカテキンは、悪玉菌に作用して増殖を抑え、風邪などの感染症予防に効果を発揮します。

スペインの研究グループは、自己免疫疾患の一種である全身性エリテマトーデス（ＳＬＥ）に腸内細菌とポリフェノールが関係しているという論文を『ニュートリエンツ』誌（２０１５年２月号）で発表しています[14]。

自己免疫疾患とは、本来は自分を守るはずの免疫系に異常が生じることで、自分自身を攻撃してしまう病気です。圧倒的に女性に多く、「難病情報センター」の2015年の調べによると、日本での患者数は約6万人といわれています。

研究グループは、20人のSLEの女性患者と、20人の健康女性を対象に、腸内フローラと食物繊維、ポリフェノールとの関連について比較しました[15]。その結果、SLEの患者では、黄色の色素化合物であるフラボンと酢酸をつくる細菌であるブラウティア、黄色の色素化合物フラバノンと乳酸菌、強い甘みを持つ化合物ジヒドロカルコンとビフィズス菌の組み合わせが、それぞれ関連していることがわかりました。

一方の健康な女性では、ジヒドロフラボノールと抗炎症作用を持つフィーカリバクテリウムとの関連が見られ、フラボノールを摂るとビフィズス菌が減っていました。

フラボンとは、ポリフェノールの大分類の一つで、この中に構造が異なるフラボノール類、フラボン類、フラバノン類、カテキン類などの小分類があります。

この研究により腸内フローラとポリフェノールがSLEに影響を与えている可能

性のあることがわかり、研究グループでは腸内フローラを整えるポリフェノールと食物繊維を含む食材を摂ること、具体的には、乳酸菌を増やすオレンジ、ビフィズス菌を増やすリンゴ、フィーカリバクテリウムを増やす赤ワインを推奨しています。

このように、ポリフェノール類が吸収されずに大腸に作用し、腸内フローラに影響を与えたり、腸管の粘膜細胞に作用して免疫機能を強化したり、がんを予防するなど、機能性を発揮することが示されたことで、腸内環境の研究がますます重要になってきています。

今後さらなる腸内環境が解明されることを期待しましょう。

おやつにナッツ類を取り入れる

ナッツ類はカロリーが高いので太りやすいというイメージがあります。しかし、実はナッツ類には良質な脂肪とされる不飽和脂肪酸、老化予防のビタミンE、カルシウム、カリウム、マグネシウムなどのミネラル、そして食物繊維などの栄養素が豊富に含まれています。そのため、ダイエットやエイジングケアをはじめ、メタボリックシンドロームや高血圧などの予防に効果的であることは、過去の多くの研究で認められています[16]。

例えば、ナッツ類に含まれるフラボノイドやレスベラトロールなどのファイトケミカルには、血管や細胞を傷つけ、動脈硬化などを引き起す活性酸素を抑える抗酸化作用があるほか、悪玉コレステロール（ＬＤＬ－ｃ）を低下させて善玉コレステロール

（HDL－c）とのバランスを整える効果があり、週に7回以上ナッツ類を食べている人は、死亡率が20％低いというアメリカの研究データもあります(17)。

実際に、FDA（アメリカ食品医薬品局）は「1日に1・5オンス（42グラム）食べると、心筋梗塞などの心血管疾患のリスク低下に効果的」として、商品表示することを認めているほどです。また、がんを予防する可能性のあることも多数報告されています(18)。

特に、腸内環境を整えるために注目したいのが、ナッツ類に含まれるマグネシウムという成分です。マグネシウムは、腸内の水分を調整する働きがあり、市販の便秘薬にも酸化マグネシウムが含まれているほどです。食事でもマグネシウムの摂取量が少ない人は、便秘になりやすいという研究データが出ています(19)。

高カロリーですが、よく嚙んで食べると脳の満腹中枢を刺激して満腹感も得られるので、食べ過ぎを防ぐことができます。小腹が空いたときに食べると効果的です。

第3章

食べた分だけしっかり出しきる。下腹スッキリのスタイルを維持する人の「排便」

便通が悪いことで体にどんなダメージがあるのか

私たちが生命を維持するにはエネルギーが必要です。朝昼晩と毎日食事を摂ってそのエネルギー源としています。人によっては2食、あるいは4食かもしれませんし、おやつを必ず摂る方もいるでしょう。

口にした飲食物は、小腸でほとんどが消化・吸収されて肝臓に運ばれ、体に必要な栄養素につくり換えられてから心臓に送られ、血液に乗って全身に届けられます。各細胞はその栄養素を受け取って生活し（代謝）、そのときに生じた老廃物（尿素窒素、クレアチニン、尿酸など）を尿や便として排出しています。また、古くなった細胞が崩れて溶出してきた酵素（GOT、GPT、アミラーゼなど）も、老廃物として体外に排出されます。

便にこれらの毒素ともいえる老廃物が含まれているわけですから、排出されず腸内にたまっていたらどうなるのでしょう。美容や健康を害することは容易に想像できますが、具体的にどのようなダメージを体内で与えているのかは意外と知られていません。

そこで、まず便が排出されないと、体内で何が起こるのかを見ていきましょう。

血液が汚れて血管が傷つく

大腸内の悪玉菌には便を腐敗させる働きがあるため、便通が悪いと腐敗が進んで発がん物質や有害物質を発生させます。それが血管内に吸収され、汚れた血液が全身を巡ってしまいます。

血液が汚れると、白血球が体を守るために汚れ（異物）を排除しようとして活性化します。白血球の働きが活発になると、白血球は、大量のＬＤＬ－Ｃを取り込みます。

すると、血液の粘度が増してドロドロになるため、血流が悪くなり血管が傷つき、動脈硬化や糖尿病、脳梗塞、心筋梗塞の要因にもなります。

腸の機能が低下する

本来は排泄されるはずの便が腸内に居座っていると渋滞が起こり、新たな便をつくることも、排泄することもできなくなり大腸の機能が低下してしまいます。便だけではなくガスもたまるため、お腹が張ったり、消化不良を起こして下痢になったりします。遠位大腸の特にS状結腸や直腸では古い便がカチカチの便秘状態にあるため出したくても出なくなり、お腹がパンパンに張って苦しくなります。

大腸の機能が低下すれば、悪玉菌が増殖して体調不良を招く危険があります。

腸内環境が悪くなる

有害物質をつくり出す古い便が長くとどまっていると、腸内環境をどんどん悪くします。特に、腐敗した便が発する有害物質は、悪玉菌のエサになって繁殖させ、ますます腸内環境を悪化させます。便通が悪い↓腸内環境が悪くなる↓大腸の働きが鈍くなる↓排便しにくくなる↓ますます便がたまる、という悪循環に陥って慢性化してしまうのです。そうなると、大腸には常に毒素がたまった状態となり、腸内にダメージを与え続けることとなります。

免疫機能が低下する

腸は免疫細胞が集結している免疫器官でもあるため、腸内環境が悪化することで免疫細胞の働きが鈍くなり、免疫力が低下してしまいます。そのため、風邪をひきやすくなったり、ケガや病気が治りにくくなってきます。

肝機能が低下する

人間の体は実によくできているもので、体内に毒素がたまってくると、それを解毒して体外に排出するシステムが備わっています。この大事な仕事を引き受けているのが、肝臓と腎臓です。水に溶ける物質は腎臓で処理され尿として排泄し、水に溶けない物質は肝臓から腸の中に送られ便として排泄されます。

体内に毒素が回っていれば当然、全身の血液が肝臓に到達したとき解毒されます。しかし、肝臓は食事から取り入れた栄養素を代謝するなど、さまざまな仕事をこなす化学工場の役目を果たしています。そのため、解毒作業に追われると、本来の仕事に支障をきたすなど負担をかけることとなります。便通が悪くて毒素を出し続ければ、やがて肝臓の機能も低下してきます。

もちろん肝臓だけではなく、血液を濾過する役目を果たしている腎臓にも負担がかかって機能が低下していきます。

このように、便通が悪いと大腸にとどまらず、ほかの臓器にもダメージを与えて機能低下を招くこととなるのです。しかも、腸内環境が悪いと悪玉菌が増え、それによって毒素が発生して大腸を傷つけ、免疫機能を低下させ、血管に吸収されて血液を汚し、肝機能や腎機能も低下させるなど、すべてが関連しているから怖いのです。

たかが便秘と侮れない。体に与える影響

通常であれば、人間の体は24時間以内には食べた物のほとんどを消化・吸収して排出する機能が備わっています。つまり、丸1日便が出ていない状態は、便秘の兆しであるともいえます。

便は体内に要らなくなった老廃物であり、有害物質も含まれていますから、速やかに体内から排出されるべき存在です。それが、いつまでも体内にあれば発がん物質や有害物質が体内に吸収され、ガスも発生します。便秘になっているときのオナラが臭いのは、便に有害物質を含んでいるからなのです。いわば便秘は、ただでさえ有害なものを、体内でさらに腐らせている状態といえるため、単に「便通が悪い」だけでは済まなくなるのです。

便秘は、美容と健康に直結した体のSOSと受け止めるべき症状でもあります。

一般的には「便通が悪い」＝「便秘」と受け取られがちですが、正式に便秘と判断するのは意外と難しいものです。一般的には「排便回数や便の量が減ること」が便秘とされており、多くの場合便通異常の症状は、排便困難な状態が特徴とされています。つまり、2～3日に1回しか排便しなくても、それが本人にとっては普通で、また便の排泄がスムーズな場合には便秘といわないのです。便秘と呼ばれるのは、排便の際に苦痛を伴うような、あくまでも排便困難な状況の場合になります。

排便が困難な状況ということは、それだけ大腸に便がとどまった状態にあり、必要以上に水分が吸収されて便が硬くなっているわけです。そのため、腸内で便がパンパンに詰まった状態となり、大腸の蠕動運動も鈍ってスムーズに排出することができなくなっているのです。

そうなると、前述のようにさまざまな機能が低下して、表面的にも自覚できるいろいろな症状が現れてきます。一見、便秘とは関係のなさそうな症状まで起こってくるようになります。

中でも注意しなければならない症状が「血行不良」です。私たちの体は血液から栄養分や酸素を得て生命活動をしているため、大元の血液がきちんと循環しなければ約37兆個といわれる細胞を養うことができなくなるからです。突き詰めていくと、血行が悪くなることがすべての症状に通じています。

便秘になると、血管内に老廃物が吸収されて血液が汚れ、血流が悪くなります。そうなると、最初に被害を受けるのが手足の先のような末端です。血液が十分に巡らなくなって冷えを引き起こします。体が冷えることで大腸の働きも鈍くなり、便秘を悪化させます。また、体が冷えれば体温も低くなり、さまざまな機能が低下してしまいます。

なぜなら、代謝という生命活動にかかわっている酵素の働きが、最も活性化する体内環境は37度くらいといわれているからです(1)。

食べた物を分解したり、消化・吸収するにも酵素が働いているため、酵素の働きが低下すると消化も吸収も排泄もできないのです。ですから、低体温になると、肺、心臓、肝臓、腎臓などの機能が低下してしまい、知らないうちに体内のバランスが悪くなり、臓器の機能不全を引き起こしやすくなるのです。そうなると免疫力も低下して、がんをはじめとするさまざまな病気を発症しやすくなります。

こうして、血行不良は全身に影響を及ぼすこととなります。腸内環境の悪い人は、多くの場合でお腹を触ると冷えているもので、便秘になると冷える一方、冷えで便秘になるという相互に悪影響を及ぼします。

このほか、どのような症状が現れるのかを見ていきましょう。

肌荒れする・吹き出物ができる

便秘の影響は肌にも影響します。有毒物質を発生させる老廃物が常に腸内にあるので、体は異物を排出しようと働きます。しかし、便秘だとうまく排出できません。そこで、腸壁から吸収した毒素を血液に乗せて体の至るところから体外に追い出そうとします。

このときに肌を通り抜けていくわけですが、肌は有毒物質を追い出すことを優先し、本来の「肌をきれいに保つ」という機能にまで手が回らなくなります。こうして肌荒れが起き、吹き出物ができやすくなるのです。

ポッコリお腹になる

ポッコリお腹は便秘の代名詞ともいえる症状の一つです。お腹が張るのは、大腸に便がたまり、腐敗した便がガスを発生させているからです。便秘の状態が長く続くほど大腸の機能が低下してくるので、ガスが排出されずにどんどんお腹が張って苦しくなります。そうなると食欲の減退にもつながります。

口臭や体臭がきつくなる

腸内環境が悪いとオナラや便が臭くなることは知られていますが、便秘になると吐く息が臭くなったり、体臭もきつくなります。

大腸に便が詰まっていることで、発生したガスをオナラとして出すことができません。そのため、血管内に吸収されて全身を巡り、呼吸の際に息から吐き出されたり、皮膚の毛穴から排出されるようになります。そうなると、オナラそのものの成分ではなくなりますが、息が臭くなったり、体臭がきつくなることもあるのです。

しかし、口臭や体臭はデリケートな問題ですので、他人からは指摘しにくく、本人も気づかずにいるケースが多いのです。

腹痛や腰痛などが起きる

本来は排出されるべきものがお腹にたまっているわけですから、お腹が膨らむだけではなく、圧迫されて痛みが現れるのは当然です。さらに、大腸の周りの神経や血管を圧迫することで、その刺激が周囲にも伝わって腰痛が現れる方も見受けられます。人によっては頭痛や吐き気を訴えるケースもあります。

痔になりやすい

便秘になると、硬い便を無理やり出そうとして排便時にいきむことで、肛門の皮膚が切れて出血したり（切れ痔：裂肛）、肛門周囲の静脈がうっ血（血液がたまった状態）して膨らみ、コブ（いぼ痔：痔核）ができたりすることがあります。痔は、ときには細菌に感染し、化膿することもあるのです。

痔になると、排便時に痛みを伴うので排便に恐怖を感じ、便意を我慢してしまう方もいます。これがストレスとなり、ますます便秘を悪化させてしまいます。

このように、便秘は美容と健康に悪影響を及ぼします。「たかが便秘」と軽く考え、乱れた食生活や運動不足の状態を続けていると、やがて慢性化し、血行不良が続いた結果、生活習慣病や大腸がんなどの怖い病気につながる可能性が高くなります。

排便がうまくいけば体も心も軽くスッキリする

便秘による弊害《へいがい》は前述した通りですから、便通がよくなると受けられる恩恵がどれほど大きいかは、すでに想像がつくのではないでしょうか。

まず挙げられるのは、体が軽くなるというメリットです。お腹にため込んでいたものを排出できるのですから当然の結果といえます。

お腹から要らないものがなくなれば、腸内環境が整って大腸の働きが高まるだけではなく、ほかの内臓機能の負担も軽減されて働きがよくなります。そうなると血管内もきれいになって血流が改善され、体調がよくなることで体が軽く感じ、活動的になります。これによって代謝も高まり、食べた物を効率よくエネルギーに換えられるようになるので体温が上昇したり、痩せやすくなります。

また、悪玉菌が減少して善玉菌が優勢になることで、腸内フローラのバランスも整い、若返りの物質である短鎖脂肪酸やエクオールがつくられるようになりますから、美肌効果がもたらされます。

さらなる大きなメリットが、安眠効果とハッピー効果です。実は、腸内細菌は睡眠にも深くかかわっているのです。

睡眠の質は、メラトニンというホルモンの影響を受けており、この物質がしっかり分泌されているとよい睡眠が得られ、朝も気持ちよく起きられることから「睡眠ホルモン」といわれています。また、抗酸化作用が強いので、「若返りホルモン」ともよばれています(2)。

メラトニンがしっかり働くためには、その原料となるセロトニンを増やす必要があります。それには、朝に太陽の光を浴びて、日中に活動することが大切です。これによってセロトニンが活性化され、分泌されるようになります。そして、夜になるとセロトニンがメラトニンに変化して分泌され、眠りを誘導するという仕組みです。

ここで、皆さんは疑問を持ったのではないでしょうか。

そんな面倒なことをしなくても、大腸ではセロトニンがつくられているので、それが脳に届けばよいと思うでしょう。ところが、脳には血液脳関門という関所があり、アミノ酸のような小さな分子でないと通れないのです。したがって、脳で使用するセロトニンは、脳内でつくるしかありません(3)。

そこで、腸内細菌の出番となります。私たちが摂った食事に含まれるタンパク質を、腸内細菌がトリプトファンというアミノ酸に分解します。トリプトファンは体内で合成できないので、食事から摂るしかない必須アミノ酸です。このトリプトファンを、葉酸やナイアシン、ビタミンB_6などのビタミン群の働きでセロトニンの前駆体である物質に換えます。そして、脳へと運ばれ、脳内で神経伝達物質のセロトニンに変換されます。このセロトニンを元にしてメラトニンがつくられるわけです。しかも、トリプトファンに働きかけるビタミン類も、腸内細菌が合成しているのです。

つまり、腸内細菌がしっかり働くことでメラトニンがうまく分泌されるようになり、質のよい睡眠を得られるというわけです。

こうしたことから、メラトニンの合成には腸の健康がとても大事なのです。腸が元気であれば、腸内フローラが豊かに保たれ、ビタミン群の合成力も高まります。この状態のときに、肉や魚、大豆、卵などのタンパク質が入ってくると、メラトニンの分泌量を増やすことができるのです。

メラトニンの原料であるセロトニンは、精神面にも大きな影響を与える神経伝達物質で、心のバランスを整える作用がありますから、気持ちが落ち着いて幸福感が得られ、ハッピーでいられるようにもなります。

なぜ女性は便秘になりやすいのか

ひと口に「便秘」といっても、いくつか種類がありますので、自分の便秘がどのようなタイプなのかを知らなければ対処法を間違え、逆効果になることがあります。重要なのは、旅先や生活環境の変化によるストレスで排便が困難になってしまう「急性」の便秘と、日常的に自覚症状を伴う「慢性」の便秘とは、分けて考えなければならないということです。

なぜなら、急性の便秘は生活環境が元に戻ってストレスなどが解消すると改善される一過性の便秘ですが、慢性の便秘はなかなか改善されないからです。本書で問題にしているのは慢性的な便秘で、これには「器質性便秘」と「機能性便秘」の2つに大きく分けられます。

器質性便秘は、大腸ポリープや大腸がん、潰瘍性大腸炎やクローン病などの炎症性疾患、腹部の外科的手術後の癒着など、何らかの病気が原因で起こった便秘を指します。これに対して機能性便秘は、食生活や生活習慣の乱れ、ストレス、加齢などの影響を受け、大腸（盲腸、結腸や直腸）・肛門などがうまく機能しなくなって起こる便秘で、最も多いタイプです。機能性便秘は、次の3つに分類することができます(4)。

弛緩性便秘（大腸の蠕動運動機能が低下）

大腸の緊張が緩んでしまって蠕動運動が十分に行われないため、大腸内に便が長くとどまったり、水分が過剰に吸収されて硬くなるタイプです。便秘の中でも頻度が高く、女性や高齢者に多く見られます。運動不足、水分不足、食物繊維不足、腹筋力の低下、極端なダイエットなどで誘引されます。

けいれん性便秘（大腸の過緊張）

交感神経の過度の興奮によって大腸が緊張しすぎてしまい、便がうまく運ばれずにウサギの糞のようなコロコロとした便になるタイプです。食後に下腹部痛、残便感などの症状が現れることもあります。精神的ストレス、環境の変化、過敏性腸症候群などで誘引されます。

直腸性便秘（直腸に便が停滞）

便が直腸に達しても排便反射が起こらず、直腸に便が停滞してうまく排便できなくなるタイプです。高齢者や寝たきりの方のほか、痔や排便に恥ずかしさを感じる方、自由にトイレに行きにくい職業などで排便を我慢する習慣のある方に多く見られます。

このほか、全身疾患に伴って大腸の蠕動運動が阻害されて起こる「症候性便秘」、病気の治療で服用している薬の影響で生じる「薬剤性便秘」もあります。例えば、抗うつ薬や抗コリン薬、咳止めなどは、大腸の蠕動運動を抑えてしまうため、その副作用として便秘になることがあるのです。

また、甲状腺機能低下症や副甲状腺機能亢進症などでも、大腸の蠕動運動が低下することによって便秘が生じたり、女性では特に生理中や妊娠中にホルモンバランスの乱れが生じて便秘になったりすることが多くあります（詳細は後述します）。

このように、慢性的な便秘といっても原因が異なるため、例えば「便秘の解消には食物繊維を摂ることが大事」といって、けいれん性便秘や直腸性便秘の方が不溶性食物繊維をいっぱい食べると、うまく腸内を通せないで苦しんでいるところに新たに便のカサが増すわけですから、さらに便が動きにくくなって便秘が悪化してしまうのです。

したがって、けいれん性便秘と直腸性便秘の方は、水溶性食物繊維を摂取して便を軟らかくするのが効果的といえます。一方、弛緩性便秘の方には、腸を刺激して蠕動運動を促進させる不溶性食物繊維が効果的ということになります。

また、器質性便秘の可能性もありますから、突然起こり始めた便秘にも注意が必要です。

腸内環境が悪いと、男性は下痢になり、女性は便秘になる傾向があります。厚生労働省が1986年から3年ごとに実施している『国民生活基礎調査』によると、2013年度のデータでは、日本の人口が約1億2730万人とされているのに対し、便秘人口は約476万人という結果になりました。さらに、男女別で比べてみると、そのうちの半数以上は女性であることがわかったのです[5]。

では、なぜ女性は便秘になりやすいのでしょう。これには、いくつかの理由が考えられていますので挙げてみましょう。

黄体ホルモンの影響

女性の生理に関わっている黄体ホルモンという女性ホルモンは、大腸の蠕動運動を抑制する働きがあります。生理中に便秘になりやすい女性が多いのはこのためです。

また、黄体ホルモンは体内の水分量を維持するように促す作用があります。そのため、黄体ホルモンの分泌量が増えると、大腸での水分吸収が活発になり、その分便に残る水分量が減ってしまいます。便の7割以上は水分ですから(6)、本来はこれによって排泄もスムーズにされるのですが、水分が減ると排泄されにくくなり、これが便秘の原因になることが多いというわけです。

筋力の低下

一般的に男性と比べて女性は筋力が弱いので、これも便秘の原因になっています。

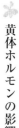

特に腹筋が弱いと腸は下がりやすくなり、大腸の蠕動運動のサポートがしにくくなります。また、腹筋の弱さは排便時のいきみ不足にもつながります。

実際に、男性でも筋力の衰える70歳以上になると、便秘を訴える方が急増してきます。これは、腹筋がスムーズな排便に影響を与えているといえます。

排便習慣の乱れ

排便には「排便反射」という機能が関係しています。肛門は、意思と関係なく働く内肛門括約筋と、意思で働く外肛門括約筋という筋肉で二重に守られ、便が漏れないようになっています。しかも、外肛門括約筋には、常に大腸から閉鎖指令が来ているので、寝ているときにも排便することはないのです。

肛門に近い直腸に便がたまって内圧が一定以上になると、大腸に刺激が伝わって排便反射で便意が起こります。この反射で内肛門括約筋は開きますが、トイレに行くまでは外肛門括約筋の力でこらえています。そして、トイレに入ると自力で外肛門括約筋を緩め、いきむと腹圧が上がって便が押し出される仕組みです。

しかし、便意を我慢すると排便抑制のための刺激が伝わり、内肛門括約筋や外肛門括約筋を緊張させた結果、便意が消失します。例えば女性の場合は、恥ずかしいという理由から外出先では、便意を我慢するケースが多いと聞きます。これを習慣にすると、やがて排便反射が弱くなり、便意を感じにくくなります。これが、便秘につながることがあるのです。

無理なダイエット

短期間で体重を落とそうと、無理な食事制限やダイエットを行ったときも、排便困難な症状が起こります。食事をあまり摂らなくなると、当然便の量は少なくなり、排便習慣が崩れやすくなります。

また、油分は便の滑りをよくする働きもあるので、控えすぎても便秘になるのです。

このようにさまざまな原因によって排便習慣が乱れ、便秘になることを理解していただけましたでしょうか。

快便は、快適で健康な生活を送るためには必須条件です。自分の便秘のタイプや原因を知り、食生活や生活習慣を見直すなどして自然な排便リズムを回復させるようにしましょう。

理想的な排便とは

2～3日排便がなくても本人が苦しくなければ便秘とはいえない、と先に述べましたが、出ないよりは毎日きちんと排泄したほうが気持ちよいのは確かです。この「気持ちよい」「スッキリした」という感覚が大事で、残便感があるのは出しきれていない可能性があります。

しかし、トイレに行っても自分の便を観察する人は少なく、むしろ汚いものだから早く流してしまおうとする人がほとんどです。また、人と比較もできませんから、自分の便の状態がよいものかどうかもわかりません。

そこで、基準となる理想的な排便を知っておくとよいでしょう。

長年、便の研究をしている理化学研究所の辨野《べんの》義己《よしみ》博士によると、主に「色」「形」

「臭い」がポイントとなるということなので、これを参考にしながら理想的な排便を見ていきます[7]。

【色】

黄色から茶褐色。

【形】

バナナ状（2本分程度）をしていて表面が滑らかで軟らか。

【臭い】

あまり臭くない。臭いに酸っぱさを感じることがありますが、これは乳酸菌が含まれるからで、腸内で善玉菌がよく働いている証拠でもあるそうです。実際に、生まれたばかりの赤ちゃんの便は、ビフィズス菌が多いので酸っぱい臭いがするのです。

【特徴】

スルッと出て便器にこびりつかず、水の中でパッとほぐれるのがベスト。便が水に浮くのは、水分や空気の含み具合が適度な証拠です。また、快便のときは軽くいきんだだけでスルッと出るので短時間で終了します。このような排便では、トイレットペーパーでお尻を拭いたとき、ほとんど汚れません。

排便の回数は人によって異なりますが、朝に1回排泄するのがよいといわれます。腸の蠕動運動をコントロールしているのは、主に副交感神経です。腸の働きは副交感神経が優位になる就寝時に活発になり、便がつくられます。そして、寝ている間に自律神経とホルモンの働きで消化管内が掃除され、便が下に移動して排便の準備が整います。

そして、直腸から便を送り出す大蠕動は1日に数回、起床直後や食後などに起こります。胃が空っぽになっているところに水や食物が入ると、その刺激で「胃・大腸反射」という生理現象が起こり、その反応で腸の蠕動運動が始まります。

ですから、朝が排便しやすい時間帯であり、「排便のゴールデンタイム」といえます。実際に、快便の方は朝にトイレを済ませることが多いのです。そのため、便意がなくても朝にはトイレタイムをつくって習慣化することが大切で、これによって排便リズムが整っていき、1日の生活リズムも一定に保つことができるようになります。

快便のポイント

(1) 朝に排便の習慣をつけるには、夕食を就寝の4時間前までに済ませ、それ以降は、適度な水分だけにしましょう。もちろんアルコールは好ましくありません。

(2) 朝起きてすぐ白湯をコップ1杯飲み、それから朝食をきちんと摂りましょう。朝起きてすぐに水分や食べ物が胃に入ると、反射的に腸が活発に動き出す胃・大腸反射が起こります。

(3) 便意が起こったら、トイレで「考える人」のポーズをとると、排便がしやすくなります(図表3)。つまり、和式トイレに近い姿勢になると、排便がスムーズになるのです。しかし最近は、洋式トイレがほとんどですので、これも便秘

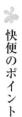

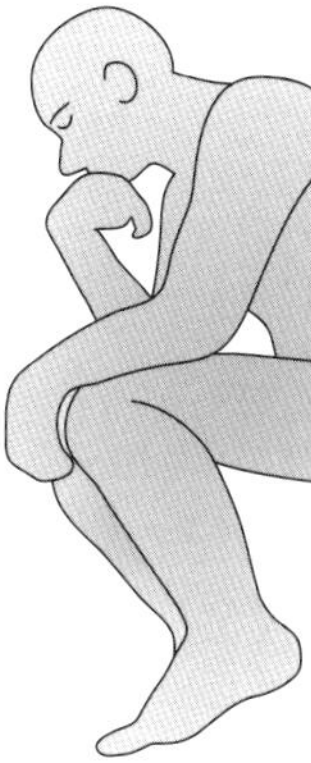

図表3：排便がスムーズになる姿勢

の人が増えた一因かもしれません。

椅子に腰かけたり、立っている状態のときには、直腸から肛門までのルートが90度近くまで折れ曲がった状態になっています。これによって恥骨直腸筋が排泄を邪魔して、便の出口が開かないように塞がれていることで便意を我慢することができるのですが、この状態では便意が起こったときに排便がしにくくなります。

これに対して和式トイレは、便器をまたいでしゃがむスタイル（蹲踞《そんきょ》の姿勢）ですから、腸の曲がりが真っ直ぐになって便の出口が開きやすくなります。これによりスムーズに排便ができるようになるのです。

そこで、洋式トイレを使用するときは、便座に腰かけたら肘を膝に置いて前傾姿勢になり、かかとを上げてつま先立ちをしたり、足元に10㎝ほどの台を置いて足を乗せ、考える人のポーズをとると排便がスムーズになります。

大腸が喜ぶリラックスタイムをつくる

人間はストレスを感じると、体が臨戦態勢に入ります。このとき、交感神経が優位になっていますので、胃腸の活動は低下し、便秘を起こしやすくなるので便意も感じなくなります。さらに、血圧の上昇、免疫機能の低下なども起こります。

逆に、ストレスによる緊張から解放されると、心身ともにゆったりとした状態になります。このとき、副交感神経が優位になり、脳や手足などへの血流が少なくなる一方、内臓への血流が多くなって働きもよくなり、大腸では便を運ぶ動きが活発になります。その結果、排便がスムーズになります。さらに、質のよい睡眠、免疫機能の向上などの反応が見られます。

このように、胃腸を中心とした内臓の働きを活性化するには、心身をリラックスさせて副交感神経を優位にしなければなりません。そして、心身がリラックスするには、脳の緊張を解くことが不可欠です。

そこで、1日の中で脳を休ませてリラックスする時間を意図的につくり、大腸が動きやすい時間を設けるようにしましょう。

ストレスの解消法はスポーツや趣味に熱中するなど、人それぞれにあるとは思いますが、ここで大事なのは心身の緊張を解いてリラックスさせることです。それには、静かな環境をつくる必要があります。

最も効果的なのが入浴です。仕事で疲れていたり、帰りが遅くなると、ついシャワーで済ませがちですが、お湯につかると「温熱作用」「水圧作用」「浮力作用」の3つの健康効果が得られます(8)。

それぞれの作用について、次ページから詳しくみていきましょう。

温熱作用

体が温まると、皮膚の毛細血管や皮下の血管が広がり、体の末端の血流がよくなります。これによって体内の老廃物や疲労物質が除去され、コリがほぐれて疲れが取れます。

血流がよくなることで、腸をはじめとする内臓の働きが活性化し、代謝が上がります。また、腎臓の働きもよくなって利尿作用が働き、むくみの改善にもつながります。さらに、交感神経の緊張が自然と緩むので、脳が休まってリラックス効果が得られ、副交感神経が優位になります。

水圧作用

お風呂でも、ウエストが３～６㎝は細くなるほどの水圧があります。この圧力にはリンパマッサージと同じ効果があり、内臓が刺激されて働きが活発になったり、足にたまった血液が押し戻されて心臓の働きを活発にし、血液循環が促進されます。また、腹部にかかる水圧が横隔膜を押し上げて肺の容量を減少させるため、空気を補うために呼吸の回数が増えて心肺機能が高まります(9)。

浮力作用

プールや海に入ると浮力が働いて体が浮きますが、湯船でも体は底に沈んでいても、きちんと浮力は働いています。湯船につかると、体重は約9分の1程度になりますので、ふだん体重を支えている筋肉や関節はその役割から解放され、緊張から来る脳への刺激が減少し、β‐エンドルフィンなどのストレス解消に力を発揮するホルモンが分泌されるようになります。こうして体の負担を軽減することにより、心も解放されていきます(10)。

入浴は、このような効果を得られることから、便秘の解消にも大いに役立ちます。

また、入浴とあわせて、気分が落ち着く香りに包まれたり、照明を暗くしたりするのも効果的です。

ですから、入浴の際にも自分が落ち着ける香りの入浴剤を入れるとか、寝る前に部屋でアロマオイルをたいて静かに過ごすなど、リラックスタイムをつくることをお勧めします。

大腸の状態は便の状態でわかる

健康診断で必ず採血が行われることでもおわかりいただけるように、血液には体のさまざまな情報が含まれています。しかし、血液と同じくらい、私たちの体から排泄される便にも腸の情報が詰まっています。

したがって、便を見れば、ある程度は腸の状態が把握できるのです。文字通り「便」は、体からの「お便り」といえます。せっかく体調を知らせてくれているのですから、しっかり受け取って自分の体の状態を知る手掛かりにするとよいでしょう。

皆さんはご存知ないと思いますが、実は便の状態を判断する国際基準があるのです。それは、１９９７年にイギリスのブリストル大学のヒートン教授によって発表された「ブリストルスケール」とよばれるものです（図表４）。便の形状を７段階に分けたもので、医療現場でも広く使用されています。

【タイプ1：コロコロ便】

硬くてウサギの糞のようなコロコロした便。

【タイプ2：硬い便】

ソーセージ状に固まってはいますが、コロコロした塊が集合したような硬い便。

【タイプ3：やや硬い便】

ソーセージ状に固まってはいますが、表面にひび割れのある便。

【タイプ4：普通便】

滑らかで軟らかいソーセージ状の便。

【タイプ5：やや軟らかい便】

形はありますが軟らかい便。

【タイプ6：泥状便】

形のはっきりしない泥のような便。

【タイプ7：水便】

水っぽい液状の便。

タイプ 1	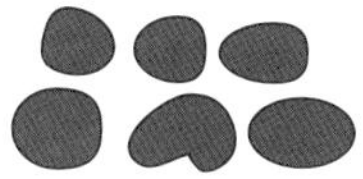	硬くコロコロした便
タイプ 2	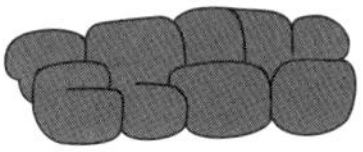	ソーセージ状の硬い便
タイプ 3	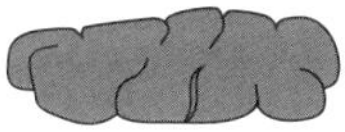	表面にひび割れのあるソーセージ状の便
タイプ 4	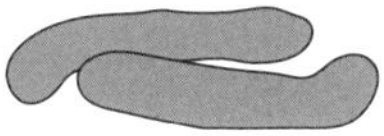	軟らかく表面が滑らかなソーセージ状の普通の便
タイプ 5	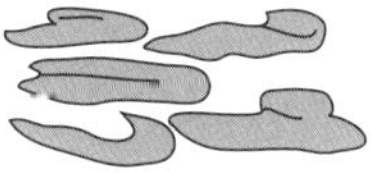	軟らかい半固形状の便
タイプ 6	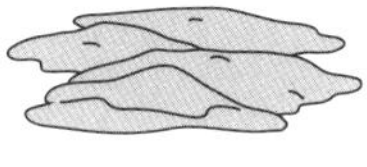	泥状の便
タイプ 7	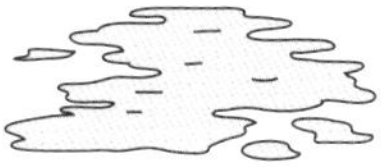	水様の便

図表4：便の形状
（ブリストルスケールによる分類）
※「慢性便秘症 診療ガイドライン」2017. 南江堂 東京より引用・一部改変

日本では健康な便をバナナに例えますが、イギリスではソーセージに例えるようです。この7つのタイプのうち、1と2は、消化管に食物がとどまる時間が長く、便秘とされます。3、4、5は、正常な便とされています。6と7は、消化管に食物がとどまる時間が短く、下痢とされます。ただし、硬い便が出た後で水便が出る場合は便秘とされます。

また、便の色は、赤ワインを多く飲んだときには黒っぽく、ホウレン草を食べたときには緑っぽいなど、飲食物の影響も受けるので一概にはいえませんが、多くの場合で濃い茶色のときは、脂肪分を摂りすぎている傾向があります。便が大腸にとどまっている時間が長いほど水分が吸収され、便の色は濃くなります。

しかし、チョコレートのように黒っぽい便、特に泥状で真っ黒な便の場合は、胃や十二指腸に潰瘍ができて出血している恐れがあります。また、赤い便（血便：便に血が混じる）のときには明らかに大腸からの出血が考えられますので、大腸にポリープやがんができている可能性があります。また、新鮮な真っ赤な血液が出た場合には大腸憩室（症例４）からの出血、肛門周囲からの出血なら痔による出血の可能性があります。このような便のときは、直ちに医療機関を受診してください。

ときには便秘薬を使うのも悪いことではない

便秘は、単に便が出ないというだけでなく、肌荒れや腹部の膨満感、腹痛、吐き気、食欲不振などの症状を招くので、本人にとってはつらいものです。そんなときに便秘薬を使ってつらい症状を解消し、ラクになるのは悪いことではありません。むしろ便秘の状態が続いていると、ますます腸内環境が悪化しますので、ときには薬の力を借りて排泄するのもよいと思います。

ただ、安易に常用すると危険な場合もあるため、便秘薬を使用するときには十分な注意が必要です。

よく「便秘薬はクセになる」といいますが、実際にクセ（習慣性・依存性）になることがあるのです。そればかりか、かえって便秘を悪化させることもありますので、便秘薬の特徴を知って正しく使うことが大切です。

まず、便秘薬には大きく分けると「刺激性」と「非刺激性」があり、クセになるといわれているのは刺激性のほうです。

刺激性は、アントラキノン系の薬剤であるセンノシド、センノサイド、センナ、アロエ、大黄などを主成分とした便秘薬で、市販薬の8割を占めています。文字通り大腸を刺激して蠕動運動を促す薬で、痛みを伴うものが多いのですが、即効性があるので多くの女性が頼りがちです。

しかし、連用すると習慣性となるばかりか、大腸粘膜が黒く変色する結腸メラノーシスが生じ（症例3）、排泄機能が低下することがあるのです。実際に、内視鏡検査をしていても、刺激性の便秘薬を常用している方の大腸壁は黒褐色調の色素沈着をきたしていますのですぐにわかります（メラノーシスコリと診断します）。このメラノーシスコリは、大腸腺腫や大腸がんのリスクになる可能性が指摘[11]されていることからも、アントラキノン系の便秘薬の長期服用は控えるようにしましょう[12]。

これに対して浸透圧性下剤である塩類下剤は、緩和な下剤で非刺激性であり、便に含まれる水分を増やすことで便を軟らかくしますので、自然な排便になりやすく、連用しても習慣性になることは少ないとされています。市販薬ではマグネシウム製剤がこれにあたり、2017年の『慢性便秘症診療ガイドライン』でも便秘薬の第一選択は非刺激性のマグネシウム製剤と明記されています。

なお、マグネシウム製剤を含む塩類下剤は、過剰内服によって悪心・嘔吐、口渇、徐脈、血圧低下、筋力低下、傾眠などの高マグネシウム血症の初期症状が出現した際には、直ちに服用を中止することが大切です。そのため、『高齢者の安全な薬物療法ガイドライン2015』では、腎機能が正常な高齢者には慎重投与とし、腎機能障害のある高齢者には投与しないことを強く推奨するとされています。

したがって、非刺激性の便秘薬で便を軟らかくして自然な排便にもっていくようにして、どうしても便が出ないときには刺激性の便秘薬を一時的に使用するようにしましょう。

それと同時に、薬を頼らずに食事や運動、排便時の姿勢などを工夫して、腸内環境を整え便秘を改善することも大切です。

便移植で腸内環境を改善する

これまでの研究で、腸内細菌がさまざまな病気に影響していることが明らかにされています。中でも深刻なのは、クロストリジウム・ディフィシル感染症（偽膜性腸炎）、クローン病、潰瘍性大腸炎などです。クローン病、潰瘍性大腸炎は難治性炎症性腸疾患として難病に指定されています。

そこで、近年注目されているのが「糞便微生物移植（Fecal Microbiota Transplantation：以下、ＦＭＴとする）」という治療法です。これは、健康な人の便に含まれている腸内細菌を病気の患者さんに投与する方法で、「便移植」ともよばれています。すでにクロストリジウム・ディフィシル感染症については欧米を中心に実施されており、かなりの効果を上げていることが実証されています(13)。

クロストリジウム・ディフィシル感染症は、クロストリジウム・ディフィシルという菌が異常増殖し、ほかの種類の菌が極端に少なくなる病気です。主な症状として、高熱・下痢・腹痛などが起こり、悪化すると死に至ることもあります。

通常は、クロストリジウム・ディフィシル菌が常在しても症状は起きませんが、抗菌薬を多用していると多くの場合で発症しています[14]。しかし、有効な治療法がなく行き詰まっていました。

ところが、FMTという画期的な治療法が登場して以来、絶大な効果を発揮しています。アメリカの消化器学会のガイドラインでも、再発を繰り返す患者さんに対してFMTが推奨され、もはや標準治療になっているのです。

この結果から、クローン病や潰瘍性大腸炎などへの治療の期待が高まり、日本でも研究が進められています。特に、難病指定疾患である潰瘍性大腸炎の患者数は年々増えており、2014年には17万人を超え、この20年間で4倍以上も増えています[15]。

潰瘍性大腸炎やクローン病は「増悪、寛解を繰り返し、治癒がない疾患」といわれ、新薬の登場で治療効果が飛躍的に向上したとはいえ、無効例や薬物起因性の副作用のリスクもあり、副作用の少ない根本的治療が望まれています。

しかし、潰瘍性大腸炎やクローン病に対するFMTについては、大学病院等で臨床試験が行われている段階です。順天堂大学消化器内科石川大医師の最近の研究では、潰瘍性大腸炎の患者さんに抗菌薬3種類の内服投与を2週間行って腸内環境をリセットし、その後FMTを行うことで腸内細菌叢の多様性の低下を改善させました。その結果、内視鏡的にも潰瘍性大腸炎の所見が改善し、治療効果があったと報告されています[16]。将来、この治療法の確立（寛解後に再燃もなく、寛解維持の状態が続くこと）を期待したいです。

このほか、糖尿病や肥満などの改善にもFMTが役立つのではないかと、海外の医療チームで研究が進められています[17]。

第4章

腸内環境を健康に保つ。大腸の働きを活性化させている人の「生活習慣」

座りっぱなしは大腸がんのリスクを高める

近年、長時間のデスクワークや車の運転などによる「座りすぎ」の健康リスクが注目されています。座りすぎは肥満や糖尿病だけではなく、高血圧、心筋梗塞、脳梗塞、がんなどの病気も誘発し、死亡リスクを高めるのです。

オーストラリアの研究機関が、座っている時間と死亡リスクに関する調査を行った結果、1日のうちで座っている時間の合計が4時間未満の成人に比べて、8〜11時間の人では死亡リスクが15％増加、11時間以上では40％も増加していることがわかりました[(1)]。

『「座りすぎ」が寿命を縮める』（大修館書店、2017）の著者で知られる早稲田大学スポーツ科学学術院の岡浩一朗教授によると、座っている時間が長いほど、がんになるリスクが高くなり、中でも大腸がんのリスクは30％、乳がんのリスクは17％も高くなるそうです。

実際に、WHO（世界保健機関）でも2002年に「座りすぎの生活スタイルは、心血管疾患、糖尿病、肥満のリスクを倍にし、結腸がんやうつ病のリスクを高める」と警告しています。

ところが、日本人は世界で一番座っている時間が長いことがわかったのです。これは、シドニー大学の研究者たちが、世界20カ国の成人を対象に行った調査のよるもので、平日の座位時間の平均が1日5時間なのに対し、日本人は7時間であることがわかりました(2)。

実際に、岡教授が40〜64歳の日本人を対象に調査したところ、1日のうち平均的な座っている時間の合計は8〜9時間だったといいます。世界の平均よりかなり長いとなると、日本人はどれほど寿命を縮めることになるのでしょうか。

例えば、デスクワークの人の場合、仕事中と昼食時で座っている時間は6〜7時間、

18時頃に会社を出て、同僚と居酒屋でちょっと一杯飲み、帰宅後にテレビやパソコンを見る間も座っていればプラス2〜3時間、これで合計8〜10時間になります。気づかないうちに健康を損なう生活を送っているのです。

座りすぎによる健康リスクに対する取り組みを、いち早く実施した国がイギリスでした。イギリスでは、２０１１年に座りすぎのガイドライン（英国身体活動指針）を作成し、「就業時間中に少なくとも2時間、理想は4時間座っている時間を減らし、立ったり歩いたりする低強度の活動にあてるべきである」と勧告しました。

アメリカでは、シリコンバレーのＩＴ企業を中心に、立って仕事ができるスタンディングデスクが浸透しているといいます。日本でも一部の企業が、こうした対策を講じ始めていますが、まだまだ一般には認識されていません。

ただ誤解しないでいただきたいのは、座ることが体に悪いといっているわけではありません。あくまで「座りすぎ」が体に悪いということです。

長く座り続けると、体の代謝機能や血液循環に悪影響を及ぼし、深刻な病気につながることが、これまでの研究でわかってきました[3]。立ったり歩いたりしているときは、足の筋肉を使っています。このとき、筋肉の細胞内では血液中から糖や中性脂肪が取り込まれ、それをエネルギーとして消費する「代謝」が盛んに行われています。

それが、座ると全身の代謝機能を支えている足の筋肉が活動しなくなるため、糖や中性脂肪が取り込まれにくくなり、血液中で増えてしまいます。これが、糖尿病や脂質代謝異常を引き起こします。

さらに、座った状態が長く続くことで、全身を巡る血流が低下して血液がドロドロになります。その結果、動脈硬化を起こし、狭心症や心筋梗塞、脳梗塞などのリスクが高まります。代表的な例が、エコノミークラス症候群です。

私も内視鏡医として多くの患者さんの大腸を観察していると、糖尿病や脂質代謝異常、動脈硬化の方には、大腸ポリープができやすいと日頃から感じていました。大腸ポリープの中には、大腸がんに進展するものがあることを鑑《かんが》みると、座りっぱなしのリスクは否《いな》めません。

また、大腸に関していえば、姿勢も深く関係しています。座った状態でデスクに向かっているとき、多くの場合で前傾姿勢になりがちです。そうなると内臓、特に大腸が圧迫されます。これによって大腸の機能が低下して便秘を誘発するなど、大腸がんのリスクを高めることにもつながると考えられるのです。

したがって、1時間に1回は席を立つとか、座ったままでも膝を伸ばして足を上げるとか、かかとを上げ下げするなど、座っているときも工夫をして足の筋肉を使うようにすることが大切なのです。実際に、大腸が健康な方に話を聞いてみると、共通している点は「こまめに動いている」ことでした。

運動は大腸の健康にどう関係するのか

大腸の健康には腸内環境がとても重要で、それには食生活が関係していることは多くの人が認識しています。けれども、運動も腸内環境を左右する大きな要因であることは、あまり知られていません。

アメリカ国立がん研究所によると、運動は大腸がん（特に結腸がん）のリスクを平均40〜50％減らすと関連づけています[4]。先に述べた「座りすぎ」も、元をたどれば運動不足になることで健康リスクを高めているともいえるのです。

厚生労働省の発表でも運動習慣のある人の割合は低く、男性が37・8％、女性が27・3％で、これは２００５年からの10年間の推移を見ても大きな変化は見られませんでした（２０１５年国民健康・栄養調査）。運動習慣のある人とは、「１回30分以上の運動を週2回以上実施し、1年以上継続している人」のことを指しており、これに多くの日本人が当てはまらず、運動不足に陥っていることになります。

健康を維持するうえで運動は必要なことですが、一つに「筋肉を動かす」ことが挙げられます。実際に、立位、歩行、座位を繰り返して足の筋肉の活動を測定したところ、筋肉の活動が大きいのは歩行と椅子から立ち上がる動作で、立位も座位よりは活動の割合が高いという研究報告があります[5]。じっと立っているつもりでも、自然と重心移動を行っているなど、立位も筋肉活動につながると考えられています。これに対して座っているときには、足の筋肉がほとんど動いていないこともわかりました。

私たちの体は、生命活動に必要なエネルギー源である酸素と栄養分を血液に乗せて全身を循環させ、各組織に届けています。この血液を巡らせるには血流が大事で、それには筋肉を動かす必要があります。

特に、重力に逆らって下半身の血液を心臓に戻すには、足の筋肉の収縮（縮める）と弛緩（緩める）を繰り返すポンプ作用が不可欠です。これによって血液を上へ上へと送っていますので、足の筋肉を動かさないと血液の循環が悪くなり、頭痛、肩こり、冷えなどのさまざまな全身の不調が現れてきます。これらの症状は一見、足の筋肉とは関係がないように見えますが、全身を巡る血液によってすべてつながっているのです。

ふくらはぎは「第2の心臓」といわれるように、動かすと血流をよくすることで知られています。しかし、ふくらはぎと同じくらい健康維持に欠かせないのが太ももの筋肉です。太ももには人体で最も大きな大腿四頭筋という筋肉があり、この筋肉を動かすことでエネルギー代謝が高まります。先に述べた岡教授は、「太ももの筋肉が活動停止状態に陥ると、糖の代謝にかかわる機能や脂肪を分解する酵素の活性が低下し、肥満や糖尿病になりやすくなる」と述べています[6]。

肥満や糖尿病などが腸内環境と深くかかわっていることはすでに説明した通りで、運動によって肥満などを改善すれば腸内環境も整いやすくなることはいうまでもありません。それだけではなく、運動は大腸を刺激して蠕動運動を活発にする働きもあるのです。

腸内にたまった便は、大腸が小刻みに動く蠕動運動を行うことで肛門に向かって移動し、排泄されます。そのため、蠕動運動がなくなると、便は移動できなくなって腸内にとどまり便秘になります。これが大腸ポリープや大腸がんの発生につながっているのです。

大腸の働きは、自律神経によってコントロールされています。適度な運動はストレスを解消して気分をリフレッシュさせる効果をもたらしますので、自律神経のバランスが整いやすくなります。そうなると、副交感神経が働くようになることで蠕動運動が活発になり、便秘が解消して腸内環境も改善されます。

ここで大事なのは、「適度な運動」という点です。苦しくなったり、疲れを感じるほどハードな運動は日中ならよいのですが、夜に行うのは逆にストレスとなって自律神経のバランスを崩し、腸内環境を悪化させてしまうことがあります(7)。

中には、仕事の帰りにスポーツジムに通って汗を流している方もいるでしょう。

スッキリした気分になるのはよいのですが、実は夜にハードな運動を行うと交感神経が刺激されてテンションが上がり、寝つきが悪くなることもあるのです。

夜は副交感神経が優位になって心身が落ち着き、リラックスしていなければいけません。そうでないと質のよい睡眠が取れなくなり、自律神経のバランスも乱れやすくなります。ですから副交感神経が優位になる夜の時間帯に運動する場合は、気持ちよく感じてリラックスできる程度のストレッチなど、軽い運動にとどめておくことがポイントです。

それでも夜に運動をしたい場合は、運動後にシャワーで汗を流すだけでなく、ゆっくりと入浴をして運動の疲れをとり、寝る前には静かに過ごして気持ちを落ち着かせるようにしましょう。体だけではなく、心もクールダウンさせることが必要ということです。

大腸の動きを活性化させる運動とは

運動習慣がない人にとっては、「運動をしなさい」といわれても、どのような運動が効果的なのかわからないのではないでしょうか。

運動にも種類があり、大きく分けると「有酸素運動」と「無酸素運動」があります。有酸素運動は、文字通り酸素を必要とする運動です。体内に取り込んだ酸素を使って糖質や脂肪を燃焼させ、エネルギーを生み出します。負荷は軽度から中等度なので、長時間の継続が可能なのが特長です。代表的なものには、ウォーキングやジョギング、水泳、サイクリングなどがあります。いずれも、深い呼吸で酸素を取り入れながら、ゆっくりエネルギーを燃やす運動です。

有酸素運動では、下半身の大きな筋肉を使うため、血液循環がよくなって健康維持につながるほか、美肌やむくみ解消効果が期待できるともいわれています。

これに対し無酸素運動は、酸素をほとんど必要としない運動です。そうはいっても呼吸はしていますので、まったくの無酸素になるわけではありません。酸素を使って糖質や体脂肪からエネルギーを得る有酸素運動とは違って、糖質からエネルギーを生み出す割合が高いということです。短時間に強い力が必要となる運動で、筋肉にためておいたグリコーゲン（糖質）をエネルギーとして使っています。これには、瞬発力が求められる短距離走や筋力トレーニング、ウエイトリフティングなどがあります。

したがって、運動をするときは目的に合った種類を選ぶことで、期待できる効果も変わってきます。つまり、ダイエットや健康が目的なら緩やかに長時間できる有酸素運動、ウエイト・筋量アップが目的ならパワーをつけられる無酸素運動が必要となります。

大腸によい運動は、もちろん有酸素運動になります。長時間続けることができる有酸素運動は、自律神経の働きを良好にする効果がありますので、結果的に腸内環境を整えることにつながります(8)。

また、腸の運動は、体（特に腸がある腹部）を捻ったり、腹筋に力を入れる、しっかり手を振る、といった、外部からの刺激でも促され、ウォーキングなどは、外から腸に刺激を与えることで、腸の運動を促進することになります。

そこで、無理なく誰もが気軽に取り組める「ウォーキング」（図表5）と「腹筋運動」（図表6）がお勧めです。

ウォーキング

歩いているときの振動が大腸を刺激して、新陳代謝を活発にします。また、腸を支えている腸腰筋という筋肉が鍛えられ、蠕動運動も活発になって排便力が高まります。

歩くときは、歩幅をふだんより少し広くし、腕を大きく振ります。そして、呼吸が少し速くなるくらい、人と話ができる程度の速度で歩くことが大切です。話がで

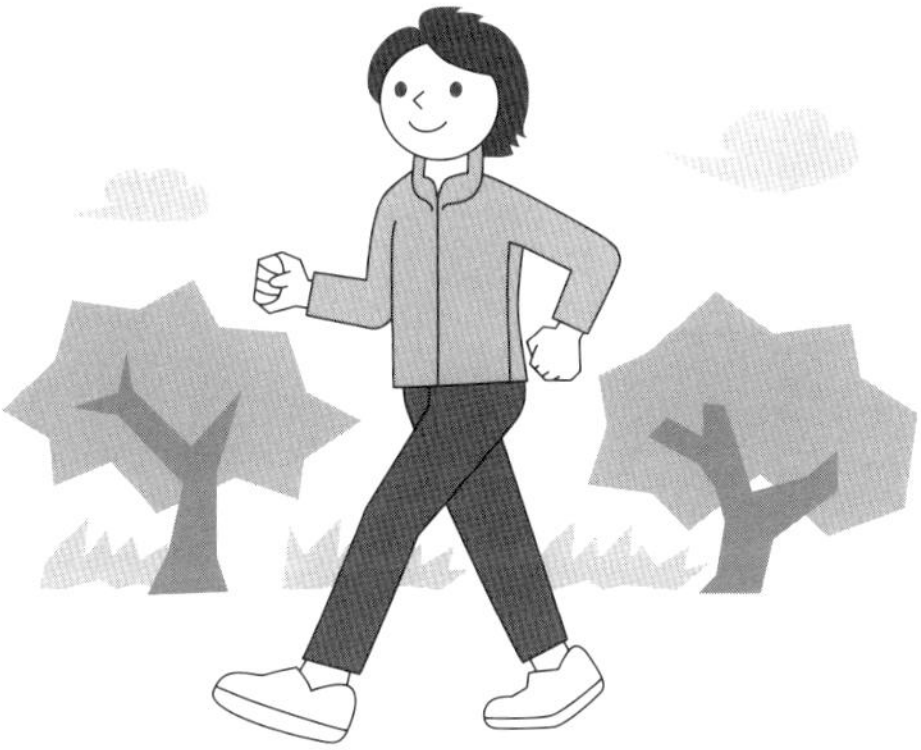

図表5：ウォーキング

きず、息も荒くなるときはペースを落とすようにします。

これを1日30分ほど、軽く汗をかく程度のスピードをキープしながら行います。

ポイント

頭はまっすぐ、あごを引いて、目線はやや遠くを見ます。胸を張って背筋を伸ばし、腕は大きく振ります。足はかかとから着地し、つま先でけり出すように歩きます。

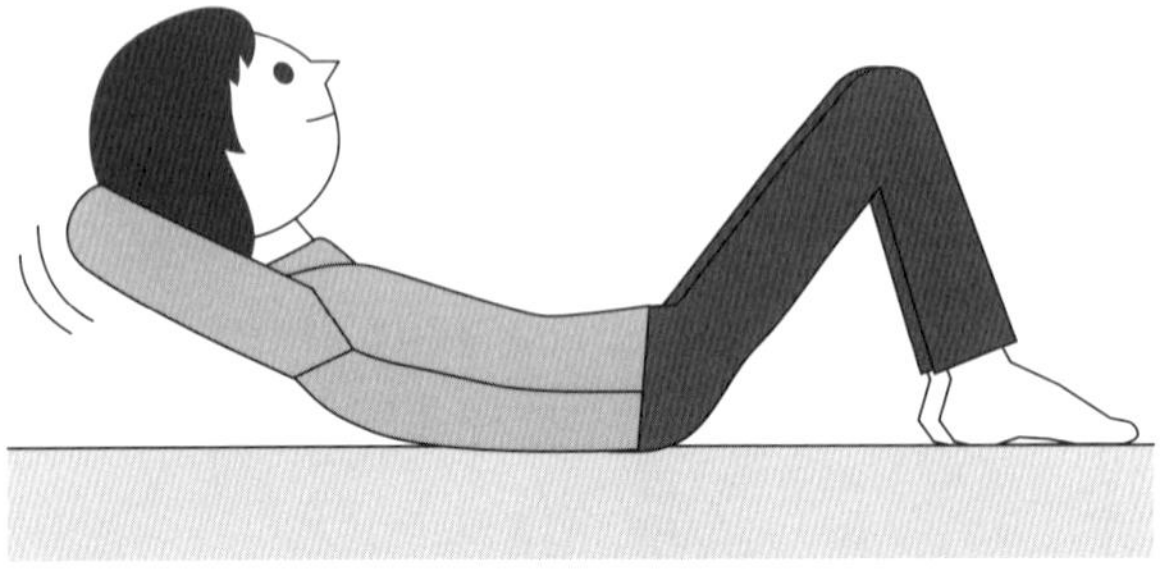

図表6：腹筋運動

腹筋運動

排便のときには下腹部に力を入れていきむと、腹圧がかかって腸が刺激されるので、スムーズな排便が促されます。いきむ際には、お腹の筋肉（腹筋）を使うため、腹筋が弱いと便を押し出す力も弱くなり、便秘になりやすくなります。

腹筋は加齢とともに衰えやすく、また女性は男性に比べて筋肉が少ないので、中高年や女性は便秘になりやすいのです。

したがって、日頃から腹筋を鍛えておくことが、排便のためには重要となります。

腹筋を鍛えると、腸の蠕動運動が起こりやすくなり、腹部の血液循環もよくなります。また、腹筋は背骨など体の骨を支える筋肉群の一つでもあるので、ここを鍛えると姿勢もよくなって腰痛や膝痛の予防にもつながります。

腹筋を鍛える方法はさまざまですが、その一つに「へそのぞき」があります。

仰向けに寝て両膝を立て、両腕は頭を抱えるようにします。この体勢で、おへそをのぞき込むようにゆっくりと8秒ほど数えながら上半身を起こし、また8秒ほど数えながら元の体勢に戻します。これを5～10回を1セットとして行います。余裕があれば徐々に回数を増やしていきます（『腸はぜったい冷やすな！』より引用）。

超簡単な腸マッサージの仕方

健康な人のお腹は、つきたてのお餅のように柔らかくて弾力性があり、温かいものです。しかし、腸内環境の悪い人のお腹は、触るとヒンヤリしていたり、コチコチに硬くなっていたりします。こういう状態のとき、頭痛や肩こり、腰痛、冷えなどほとんどの人は体のどこかに不調を感じています。

お腹が冷えていたり、硬かったりするのは、腹部の筋肉が緊張して血行が悪くなっているからで、そうなると腸内環境も悪化して大腸の働きも低下します。特に女性の体は、もともと筋肉量が少なく、子宮を冷えから守るために腹部に脂肪が多い構造をしています。ですから筋肉が衰えていたり、緊張していると血行が悪くなって冷えてしまい、体の防御反応として脂肪がつきやすくなります。

したがって、ウォーキングで全身を温めたり、下半身や腹部の筋肉を鍛える運動が必要になるわけです。さらに、外部から刺激を与えることにより直接腸の動きを活性化させるマッサージも、腸内環境を整えるうえでは効果的です。お腹をマッサージすると、副交感神経が活性化してリラックスし、腹部の筋肉の緊張も緩んで血行がよくなるからです。

そこで、簡単にできて長く続けられるお腹のマッサージを紹介しましょう。入浴の際、湯船につかりながら座った姿勢で行うと、より効果が高まります。

腸に刺激を与える"の"の字マッサージ（図表7）

大腸の形に沿ってマッサージをする最もシンプルな方法です。大腸は、正面から見たときに平仮名の"の"の字の形で肛門へとつながっています。ですから、おへその周囲を時計回り（右から左）にゆっくりとマッサージします。

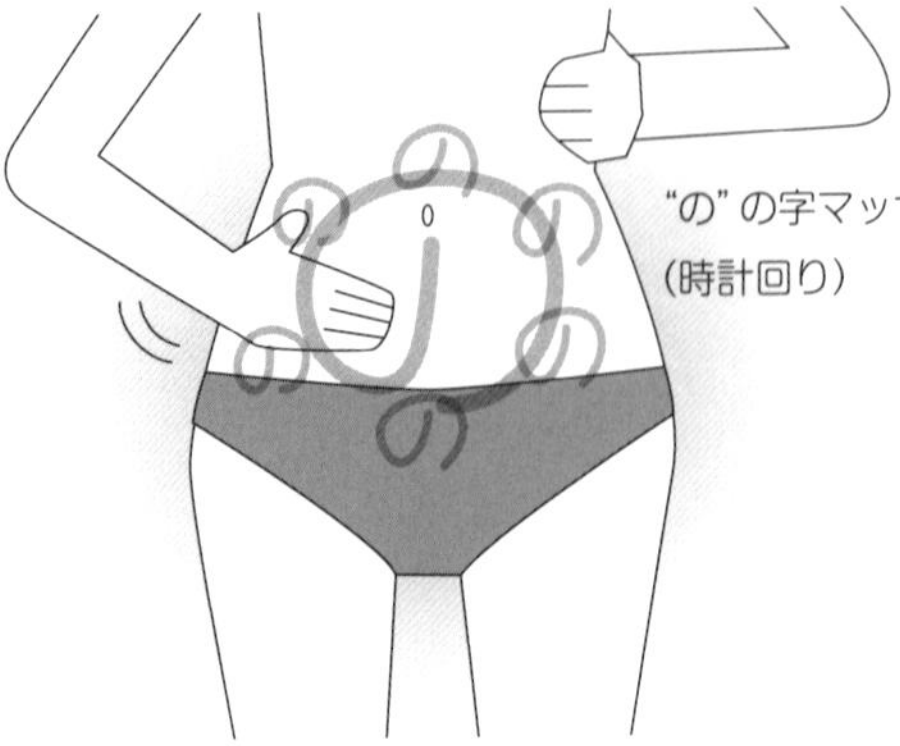

図表7：“の” の字マッサージ

〈手順〉

（1）仰向けになり、両手の親指以外の4本の指を揃えて重ね、お腹にやさしく当てます。

（2）お腹を軽く押しながら、時計周り（右周り）に”の“の字を描くように少しずつ動かしていきます。

（3）これを10～20周ほど繰り返すと、腸に適度な刺激となって腹部が温まり、便秘の解消にもなります。

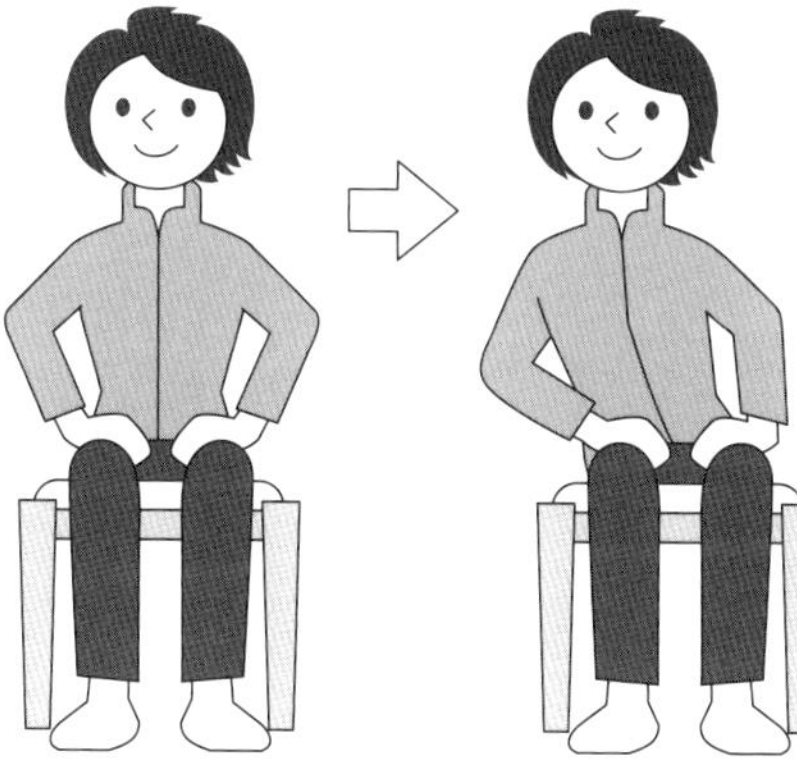

図表8：座ってできるマッサージ

座ってできる簡単マッサージ（図表8）

外出先では、なかなかマッサージはできませんので、座った状態でできるマッサージも紹介しておきましょう。

〈手順〉

(1) 椅子に座って姿勢を正します。
(2) おへそをへこませて、お尻をキュッと締めます。
(3) ゆっくりと体を左に捻って5秒ほど静止します。元の体勢に戻し、今度は右に捻って5秒ほど静止します。これを数回繰り返します。

仕事中やトイレの中などでも可能なので、お腹が張ってつらいときなどに試してみるとよいでしょう。

ガス抜きマッサージ（図表9）

胃腸が疲れて消化・吸収の働きが悪いと、便の排出がうまくできず、腸内環境が悪化してお腹にガスがたまります。腸内にガスがたまると、腸は膨らんで硬くなり、動きにくい状態となって蠕動運動が弱まるために血行が悪くなり、便秘やむくみなどで下腹部がポッコリと張ってしまいます。

この状態が続くと、さらにガスが発生して腸内環境が悪化するという悪循環に陥ります。このようなときは、ガス抜きマッサージがお勧めです。

〈手順〉

(1) 右手で頭を支え、右半身を下にして横になります。このとき、右脇腹の下に枕

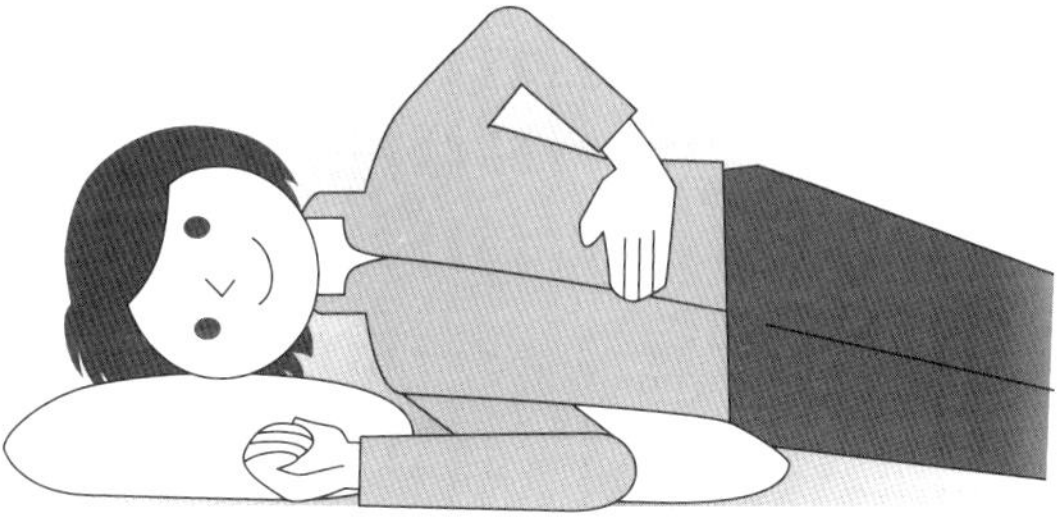

図表９：ガス抜きマッサージ

や丸めたタオルを入れます。

(2) 右脇腹を引き上げるように、左の手の平を使って"の"の字を描くようにに時計周りにやさしくさすって刺激します。特に左の下腹付近には肛門へとつながるＳ状結腸があり、ここをほぐすとガスが出やすくなります。これを１分ほど続けます。

(3) 左半身を下にして同様に行います。

(4) 左右が終わったら、仰向けになって親指以外の両手の指で下腹部をさするようにマッサージを１分ほど続けます。

(5) 最後は、うつ伏せになり、ゆっくりと深呼吸を1分ほど続けます。

「ポッコリお腹」が気になるときに試してみるとよいでしょう。

このように、ウォーキングや腹筋運動に取り組んでいただき、ぜひ美と健康を目指していただきたいと思います。

第5章

知っておきたい大腸がん&大腸内視鏡検査の知識

40歳になったら大腸検査は必須

第4章まで、腸内環境を整えるための食事や運動などについて説明してきました。それは、腸内環境の悪い状態が続いていると、大腸ポリープが発生しやすくなり、ひいては大腸がんになるリスクが高くなるからです。

現在、日本では大腸がんの患者数が増加の一途をたどっており、年間5万人以上が命を落としているのが現状です。

がんは老化現象ともいえると第1章で述べたように、多くのがんは年齢が上がるほど罹患率や死亡率が高くなることが統計学的にも立証されています[1]。大腸がんの死亡率も年齢階級別に40歳代から増加しはじめ、50歳代、60歳代と年齢が高くなるにつれて急速なカーブを描いて増えます（図表10）。ですから厚生労働省も大腸がんになる人が増えはじめる40歳を過ぎたら、大腸がん検診を年に1度受けることを勧めてお

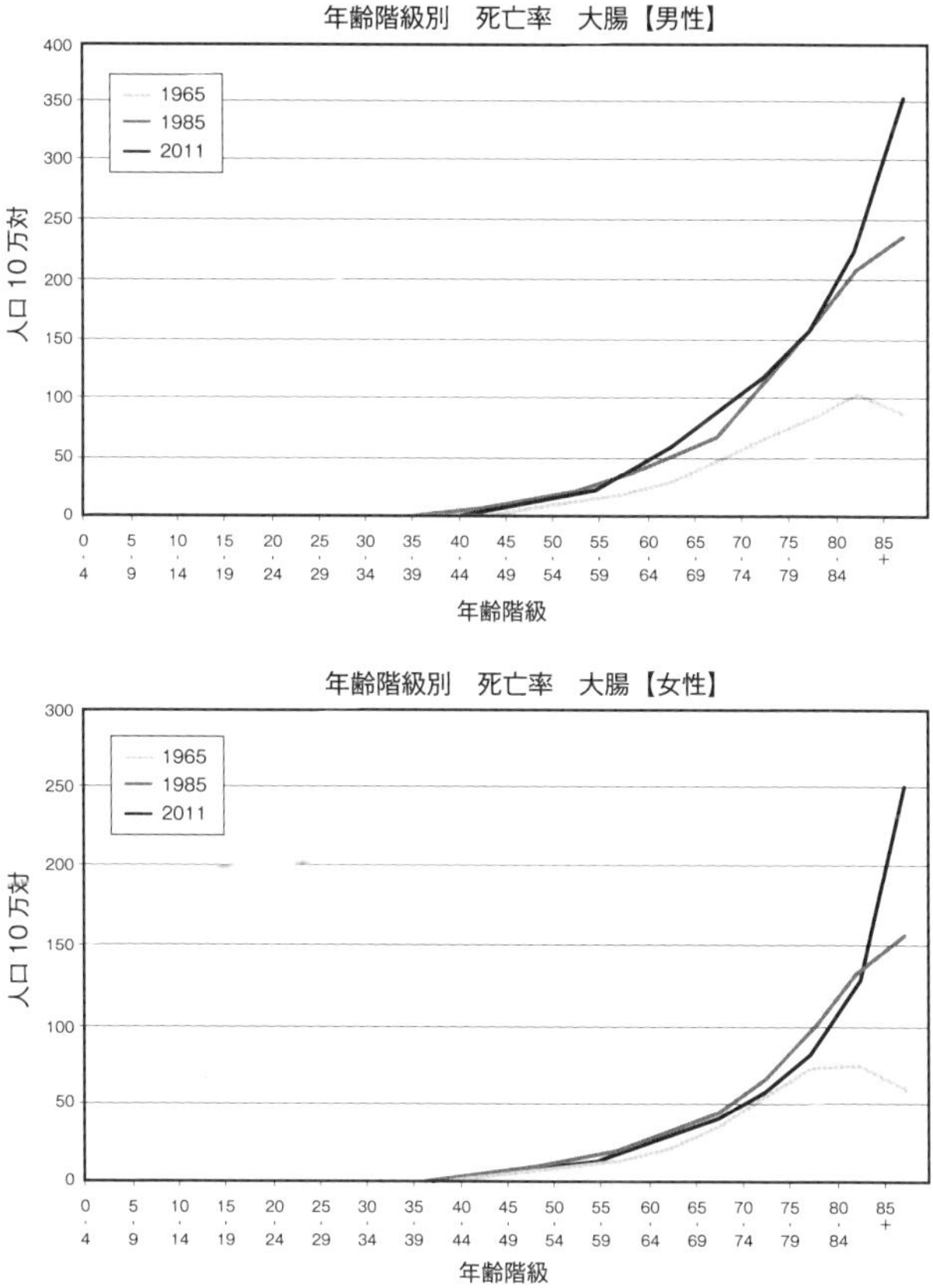

資料：国立がん研究センターがん対策情報センター
Source: Center for Cancer Control and Informaiton Services, National Cancer Center, Japan

図表10：年齢階級別　大腸がんの死亡率

	地域	職域	その他	計
(1) 受診者数	3,490,133	3,631,750	740,954	7,862,837
(2) 要精検者数 (2) ÷ (1) (%)	251,478 (7.2 %)	190,056 (5.2 %)	43,335 (5.8 %)	484,869 (6.2 %)
(3) 精検受診者数 (3) ÷ (2) (%)	180,117 (71.6 %)	65,859 (34.7 %)	22,685 (52.3 %)	268,661 (55.4 %)
(4) 大腸癌患者数 (4) ÷ (1) (%)	7,848 (0.225 %)	1,727 (0.048 %)	711 (0.096 %)	10,286 (0.131 %)

図表11：大腸がん検診成績（男女計）

り、全国の市町村では無料の大腸がん検診（便潜血反応検査：以下、便潜血とする）を実施しているのです。その対策型検診として簡便な便潜血の重要性を国民に認知していただき、その受診率および精検受診率をさらに向上できれば、大腸がん死亡率を下げる効果が期待できます(2)。

ところが、諸外国に比べて日本では、がん検診の受診率が非常に低いことが問題になっています。例えば、２０１４年度の消化器がん検診全国集計（図表11）(3)によると、大腸がん検診の受診者数は７８６万２８３７人でした。そのうち、便潜血が陽性となって精密検査を必要とした人（要精検者数）は、48万4869人（6・2％）でした。しかし、実際に精密検査を受けたのは、その約半分の26万8661人（55・4％）で、このうちの1万286人（3・8％）から大腸がんが見つかっていたのです。以上の結果を集計すると大腸がん検診受診者数からみた大腸がん発見率は、0・131％です。

つまり、精密検査を受けていない人が半分もいて、その中の約1万人は大腸がんの可能性があり、その人たちが埋もれていることになります。そして数年後、がんが進行して自覚症状が現れてから見つかる確率が高いのです。

さらに、2016年度の国民生活基礎調査では、大腸がん検診率が男性で44・5％、女性で38・5％といまだに低く、大腸がん検診をしていない多くの方が、大腸がんで命を落としているのではないかと推察され、いかに大腸がんが埋もれているかを物語っています。この現状が、大腸がんが男女合計で罹患者数第1位、死亡者数第2位、女性では死亡者数が第1位、男性では第3位という結果(4)につながっていると考えられます。そのため、大腸がん検診がいかに重要であるかを皆様に知っていただけたらと思います。ここで、大腸がん検診の受診率が低い離島をモデルにした試験結果がありますので紹介しましょう。

これは「新島ＳＴＵＤＹ」(5)とよばれているもので２０１１年から３年間、東京都新島村において40～79歳の１６７１人（男性８１９名、女性８５２名）を対象に大腸がん検診を行った結果をまとめたものです。それによると、大腸がん検診の呼びかけに応じ、受診したのは７８９人（47・２％）でした。このうち便潜血（検便）を除いて内視鏡検査を受けた７０４人では、全腫瘍性病変（腺腫、粘膜内がん、浸潤がん）が認められた人が３５２人（50・０％）も存在したのです。このうち、この研究で定めた基準の直ちに要治療となる５㎜以上の腺腫は１８５人（26・３％）、10㎜以上の腺腫、高異型度腺腫、がんは83人（11・８％）、粘膜内がんは17人（２・４％）、浸潤がんは６人（０・９％）発見されました。つまり、40歳以上の人では２人に１人が腺腫、あるいは大腸がんが見つかっていたということになります。

これには、経験豊富ながん専門病院の内視鏡医が大腸内視鏡検査を実施したことも大きく影響しており、その安全性と有効性（高い大腸がん発見率：3・3％（704人中23人発見））が示された結果ともいえます。

実際に、米国では、以前から大規模臨床試験が行われていました。

その研究結果からは、大腸内視鏡検査を行って発見した腺腫をすべて切除した後、大腸内視鏡検査で経過観察をすることで、大腸がん罹患率を76～90％抑制したという報告[(6)]、大腸がんによる死亡率を53％減少させる効果があったという報告がなされています[(7)]。

これらの結果からも、腺腫を切除すると大腸がんの抑制効果が得られることがわかります。

このように米国では、従来の便潜血に加えて大腸内視鏡検査を取り入れた大腸がん検診システムを構築したことで、大腸がんによる死亡率が低減し続けています。これにより2030年までに死亡率を33％低下させることができると、米国がん協会は試算しています。

これに対して日本では、1992年より便潜血を行ってきましたが、いまだに大腸がんによる死亡率は高い状態が続いています。そのため、検診率を上げることはもちろん、今後は、前述した「新島STUDY」のような大腸内視鏡検査を取り入れた新しい検診プログラムが必要ではないかと指摘されているのです。

腸内環境を知る最初の手がかりとして、日頃から自分の便をチェックすることはとても重要です。ただ、腸の中の様子までは自分で確認することができませんので、大腸内視鏡検査で腸の状態を把握する必要があります。特に腸年齢の高い方、お腹が張る方、便秘ぎみの方などは、大腸内視鏡検査を行うと、多くの場合で腺腫が見つかりますので、大腸がんになるリスクが高いと考えられます。いくら国を挙げて大腸がん検診のプログラムを構築しても、それを利用しなければ意味がありません。まずは大腸がん検診を受けてみましょう。

また、大腸がんを予防するためには、前章までに述べたように食生活や生活習慣を改善することが重要です。自分の腸の中の状態を知っておき、そのうえで大腸によい生活習慣を続けることで、初めて体の中から、美と健康を維持することができるようになります。

検便だけではわからないことも多い

会社や市町村の健康診断で行われる大腸がん検診は、多くの場合で「便潜血」、つまり「検便」です。通常、検査精度を高めるために、２回法といって２日分の便を採便棒でこすり取り、検査容器に入れて検査機関等へ提出する方法がとられています。自宅で行うことができ、簡便で安価であるため、一度にたくさんの人に実施できることから会社や市町村の大腸がん検診に広く用いられています。

大腸にがんがあると、便が通過するときにがんが擦《す》れて出血を伴うことがあり、それが便に混じって排泄されます。ですから、便に血液が含まれているかを調べることで大腸がんの有無を確認するわけです。

これによって便潜血で「陽性」、つまり便に血液が混じっていたと判定された場合は、より詳しく調べるために精密検査を行います。「陰性」、つまり異常なしと判定された場合は、精密検査は行わず、1年後にまた大腸がん検診を受けることになります。

このように、便潜血は自覚症状がない人を対象に行う第一次検査（スクリーニング）で、大腸に異常があるか否かを効率よく選び出し、異常が認められた人には精密検査を受けてもらうことで、大腸がんによる死亡者を減らすことが目的とされています。

しかし、便潜血で陽性になっても、必ずしも大腸がんがあるとは限りません。大腸がん以外の病気、あるいは下痢が続いて大腸の粘膜が傷ついて出血しているとき、痔でも便に血液が混じることがあるからです。逆に、陰性であったとしても、がんではないとも言い切れません。がんが便で擦れるほど大きくない進行がん、早期がん、将来がんになる可能性のある腺腫では出血することが少ないですし、がんの種類（平坦型や陥凹型の早期大腸がんなど）によっては陽性にならないケースもあり、見落としがあるのは否めません。

つまり、進行した大きながんを発見して治療し、死亡者数を減らすには有効ですが、皆さんが期待している早期発見・早期治療につながる検査とは言い難いのが現状です。したがって「便潜血が陰性」＝「大腸がんはないから安心」とはならないのです。

実際に、進行がんでも、近位大腸では、便潜血が陰性になるケースが約半数は存在する、という報告(8)があるように、日々の診療においても、進行がんであっても便潜血が2回とも陽性になるとは限らず、2回のうち1回しか陽性にならなかったり、2回とも陰性となるケースを経験します。だからといって便潜血が無駄な検査というわけではありません。少なくとも1回でも陽性と判定された場合は、大腸に何らかの異常が生じている可能性がありますから、その原因をはっきりさせるうえでも精密検査を受けたほうがよいのです。それで異常がないことがわかれば安心できるからです。逆に、自覚症状がない段階でがんが見つかれば、すぐに治療を受けることで命を落とす危険を回避することができます。

ただ、大腸がんをより早期に発見するには、便潜血では見落としもあるため最適とは言い難く、確実な検査を行うのであれば大腸内視鏡検査が適切です。

精密検査の種類

大腸がんを予防するためには、腺腫の段階で発見し切除することが大切です。また、がん化していても早期に発見し切除することによって高い確率で治すことができます。しかし、早期のうちは自覚症状がないことが多く、自覚症状が現れたときにはすでに進行している可能性があります。だからこそ無症状のときに大腸がん検診を受け、早い段階で腺腫や大腸がんを発見して適切な治療を受けることが重要です。

一般的には、先に述べた便潜血で陽性になった人や、何らかの症状がある人に対して行われるのが精密検査です。代表的なものには、注腸X線検査、ＣＴコロノグラフィー検査、ＰＥＴ検査、大腸カプセル内視鏡検査、全大腸内視鏡検査などがあります。

注腸X線検査

肛門から造影剤のバリウム溶液と空気を入れて大腸を膨らませ、大腸壁にバリウムをまんべんなく付着させせてからX線写真（レントゲン）を撮影する検査で、バリウムを飲んだ後に胃のレントゲン検査を行うのと同じ要領で行います。

大腸の形、内腔や粘膜面の所見から大腸の全体像を診断します。

正常な大腸は輪郭が滑らかな曲線を描きますが、ポリープやがんがあると腸壁が変形していたり、粘膜のヒダや模様に異常が見られます。これをX線画像でとらえることで、病変のある位置や大きさを正確に把握し、粘膜模様や腸壁の変形所見などから、病変の質的診断・量的診断をします。

1cm以上の大きな隆起型のポリープや進行がんは発見できても、1cm未満の小さな平坦型や陥凹型の病変、早期がんの発見は困難です。また、病変の切除や組織の採取ができないため、異常が疑われた場合は改めて大腸内視鏡検査を行うことが必要となります。

CTコロノグラフィー検査

肛門から炭酸ガスを注入して大腸を膨らませ、内視鏡を用いることなく最新のマルチスライスCT装置で撮影する検査です。この撮影によって得られた大腸の3次元画像をもとに、大腸ポリープやがんを見つけられることから、仮想大腸内視鏡検査（バーチャル大腸内視鏡検査）、大腸3D－CT検査ともよばれています。

この検査は、大腸に便が付着していてもデジタル処理により画像から便を排除できるので、検査前に大量の下剤を飲まなくても実施可能なのが大きなメリットです。便をなくした画像で大腸を観察することで、ポリープやがんを見つけやすくしています。すでに欧米では普及しており、一般的になっています。

6㎜以上の隆起型のポリープやがんの発見には有用ですが、平坦型や陥凹型の病変、5㎜以下のポリープ、早期がんの発見は困難です。また、たとえ発見されても切除できないため、結局は大腸内視鏡検査を行って切除することが必要となります。また、今のところCTコロノグラフィー検査は保険診療の適用対象ではありませんが、大腸内視鏡検査で盲腸まで挿入できなかった症例に限り、保険適用が認められています。

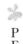

PET（陽電子放射断層撮影）検査

がん細胞は、正常細胞より糖分を多く必要とする性質があります。これを利用して、検査前にブドウ糖に似た薬剤（FDG：フルオロデオキシグルコース）を患者さんに投与（静脈注射）し、体内での薬剤の分布を画像化してがんを見つける検査です。がんが存在するときは、そこに薬剤が集まっていて目印になるわけです。1回の検査で全身を調べることができるのが大きなメリットです。

もともとPET検査は、がんの転移を含めたがん病巣の広がりや再発を見るための検査で、大本のがんを見つけるためのものではありません。ブドウ糖の代謝が促進されている再発がんでは効果的ですが、ブドウ糖の取り込みが少ない早期がんの集積画像の判別は非常に難しいとされています。

また、脳や肝臓などのように最初からブドウ糖が多く集まっている臓器や、胃腸など消化管粘膜に発生する早期がんの発見には不向きともいわれています。大腸がんでは2㎝以上、大腸の良性腫瘍なら3㎝以上でないと、PET検診では検出が困難であると報告[9]されていることから、小さなポリープやがんの発見は難しいということです。また、最近の研究でもPET検診での早期大腸がんの拾い上げは不向きとの結果が報告されています[10]。検査費用は、がんの転移や再発を調べる目的以外には保険診療の適用はないため、自由診療となり、高額となります。

大腸カプセル内視鏡検査

小型カメラやLEDライトを内蔵したカプセルを水と一緒に飲み込み、消化管を通過しながら大腸内を撮影していく最新の内視鏡検査です。無線で大腸の画像データを送信して外部装置に記録し、その情報をコンピューター解析して診断します。カプセルは使い捨てで、検査後は便とともに排出されます。

かなり精度が向上しており、平坦な早期がんも発見が可能となっていますが、大腸ポリープや大腸がんを発見しても切除することはできませんから、改めて大腸内視鏡を使って切除することが必要となります。

この検査は肛門から挿入しないため、恥ずかしさがないことがメリットです。ただ、大腸内視鏡検査を行うために1～2Lの下剤（洗腸液）を飲むのに対し、大腸カプセル内視鏡検査では4Lの下剤を飲まなければなりません。これは、患者さんにとって大きな負担となるでしょう。今のところ保険診療の適用対象ではありませんが、大腸内視鏡検査で盲腸まで挿入できなかった症例に限り、保険適用が認められています。

全大腸内視鏡検査

肛門から管状の内視鏡を挿入して盲腸部まで内視鏡が到達したら、小腸の一部（回腸終末部）を観察した後、盲腸部から内視鏡を抜きながらモニター画面（映像）を通してリアルタイムで大腸（盲腸部・上行結腸・横行結腸・下行結腸・S状結腸・直腸）の内腔や粘膜面を観察する検査です。大腸の中を直接見ることができるため、ほかの検査と比べて小さなポリープや早期がんを発見でき、位置や大きさだけではなく、病変の広がりや表面の形状（隆起や凹凸、平坦や陥凹の有無など）、色調（発赤調・褪色調）などを詳しく確認できるのが大きなメリットです。

また、検査と同時に診断から治療を一貫して行える唯一の方法が、拡大内視鏡を用いた全大腸内視鏡検査なのです。

一般的には、通常の光での観察（白色光観察）で病変（腺腫や大腸がん）を発見しますが、最近は、狭帯域光観察（Narrow Band Imagining：以下、ＮＢＩ観察とする）⑾⑿

といって特殊な光を用いて観察することで、白色光観察よりも病変の発見率が向上するという報告もあります[13]。

私も2013年から全例にNBI観察を使用して、盲腸部から抜去観察を行っていますが、特に大きさが5㎜未満の平坦型や陥凹型の微小病変の発見には効果的であると実感しています。このNBI観察では、わずかな異型血管の増生による色調の変化やO-ring sign[14]（症例8）に着目することで、白色光観察と比べて視認性がよいため病変を発見しやすくなります[15]（症例5・図2：平坦型の病変、症例6・図2：陥凹型の病変）。

さらに、発見した病変に色素を散布したり、病変を色素染色して80〜110倍の高解像度の拡大内視鏡を用いて観察することで、より鮮明に微小病変をとらえ、診断することができます（症例7）。

まず、大腸ポリープが発見されると、切除が不要な非腫瘍性ポリープなのか、切除が必要な腫瘍性ポリープなのかの質的診断をします（症例9）。そして、切除が必要と診断したときは、将来がんに進展する可能性のある腺腫や粘膜内がんの早期がんの場合には、その場で内視鏡切除を行います。しかし、早期がんでもがんが深くてリンパ節転移する危険性があるSM高度浸潤がんと確診した場合（深達度診断でがんが深いと確診した場合）は、その場では切除せず、外科的手術に回すという判断を、拡大内視鏡診断を行うことで瞬時に下せるのです（症例10、11、12、13、14）。

最近は、最大で520倍まで拡大できる「超拡大内視鏡」も誕生し、色素染色を使用することで生体内での細胞（非腫瘍細胞・良性腫瘍細胞・悪性のがん細胞）の質的診断や、がん細胞の浸潤度である量的診断（深達度診断）も可能になっています(16)(17)。

さらに、この超拡大内視鏡を使って人工知能（AI）に病変を学習させ、大腸の中で発見された病変が「がんの可能性がある腫瘍か否か」を瞬時に判断させるという次世代型の大腸がん検診の開発が、昭和大学横浜市北部病院消化器センター長の工藤進英教授のチームによって進められています(18)。今後、超拡大内視鏡とAI診断のさらなる発展を期待しましょう。

このように、大腸内視鏡検査は目覚しい進歩を遂げています。ただ、いまだ敬遠される検査であるのも事実です。

その要因の一つが、検査前に1~2Lほどの下剤を飲まなければならないことでしょう。検査前には大腸の中の残留物をきれいに洗い流す必要があるのですが、この下剤を飲むのが苦手で辛いと言われる方もいます。

しかし、前処置が悪い（症例1・図1）と病変が発見しづらくなるため、症例1・図2のように前処置をよくすることが、平坦型や陥凹型病変の発見につながります。そのため、下剤を飲用することはとても大切です。

また、肛門から内視鏡を挿入するため、検査そのものが恥ずかしいと精神的負担となり、抵抗を示す方も少なくありません。さらに、経験の浅い内視鏡医が行うと挿入時に痛みを感じる場合も多く、これらの点が特に女性から敬遠される要因となっています。

当院では、sedation（鎮静）といって静脈麻酔を使用して丁寧に内視鏡を挿入することで痛みのない検査を実現しています。

内視鏡室の照明は、患者さんが入室する際には、不安を和らげるために暖色系の照明にし、検査を始める際にはさらに暗い暖色系の照明にして、リラックス気分で眠りにつけるよう促しています。さらに、肌が見えないようにタオルケットで全身を覆い、恥ずかしさを少しでも軽減できるようにしています。

このように少しでも大腸内視鏡検査を安心して受けていただくためには、ソフト面での工夫が大切になります。

大腸ポリープはときに命にかかわることもある

大腸ポリープとは、大腸の表面を覆っている粘膜層にできた病変で、イボ状やキノコ状のような盛り上がったものが多く、大きく分けると前述したように「腫瘍」と「非腫瘍」があります。

非腫瘍は将来がんにならないポリープであり、老化（加齢）によって生じる「過形成性ポリープ」が日々の内視鏡診療でよく発見されます。また、潰瘍性大腸炎やクーロン病、感染症など、腸に強い炎症を引き起こす病気が原因で起こる「炎症性ポリープ」などもあります。

ただし、過形成性ポリープでも大腸の右側結腸（盲腸部・上行結腸・横行結腸）にできて大きくなる「ＳＳＡ／Ｐ」（Sessile Serrated Adenoma/Polyp）というタイプのポリープの場合は、ＢＲＡＦ変異の遺伝子異常などを認め[19]、前がん病変として考えられています[20]。そのため、これは将来がんになる恐れがあるので腫瘍として取り扱われ、内視鏡切除をすることが推奨されています。

これらに対して、一般的に腫瘍と分類されるタイプのポリープには「良性」と「悪性」があり、悪性にあたるのが「がん」ですが、がんといってもポリープの形をしているのは、多くの場合で早期がんなのです。がんが進行してくると、もはやイボのような形をなさなくなり、表面に凹凸が出現します。深い陥凹から潰瘍が形成され、平滑な変化や突起、隆起もなくなってきます。

良性の腫瘍は「腺腫」とよばれるもので、発見された大腸ポリープの80％を占めています[3]。そのため、一般に内視鏡治療が必要となるポリープという場合には腺腫性ポリープを指し、これが大腸がんと関係があります。

腺腫とは、大腸の粘膜の上皮細胞に発生する良性の腫瘍ですが、大きくなる過程で遺伝子の異常が起こり、多段階発がんを経てがん化を起こすと考えられています[21]。

ですから、腺腫は「がんになる一歩手前の状態」といわれていましたが、最近がんになるのは腺腫の一部であることがわかってきました。

では、どのような腺腫ががんになりやすいかというと、ポイントとなるのは「大きさ」です。腺腫の直径が１㎝を超える病変は、がんを含む可能性が高くなることがわかっていますから[22]、これより大きなポリープは切除することになります。

それなら、１㎝以下の小さなポリープなら安全かというと、そうとも言い切れません。

現在、腺腫でも「がん化の危険度の高いものに絞って選択的に切除する」という考えに変わってきており、日本では６㎜以上の大きさのポリープが、５㎜以下と比較してがんの頻度が高くなることから積極的な内視鏡切除の対象とされています[23][24]。

ただし、日本消化器病学会の『大腸ポリープ診療ガイドライン　２０１４』では、平べったい病変（平坦型）や凹んでいる病変（陥凹型）は、大きさが５㎜以下でも突き出ている病変（隆起型）に比べてがんの頻度が高いため、内視鏡切除を行うことが

病理診断 / 肉眼分類	腺腫	粘膜内がん	粘膜下層に浸潤したがん
隆起型腫瘍 4,471（67.4%）	3,781 68.3%	578 67.9%	112 45.0%
平坦型腫瘍 1,989（29.9%）	1,688 30.5%	260 30.6%	41 16.5%
陥凹型腫瘍 IIc 178（2.7%） IIa+IIc	26 43 ］1.2%	5 8 ］1.5%	13 83 ］38.6%
合計：6,638 病変（100%）	5,538（83.4%）	851（12.8%）	249（3.8%）

Matsuda T, Saito Y, Hotta K, et al. Digestive Endosc 2010 より引用・改変

図表12：肉眼分類からみた内視鏡治療・外科的手術を行った病理診断の内訳（国立がん研究センター中央病院、東京、1998-2003）

推奨されています。

したがって、私も5㎜以下の小さな平坦型や陥凹型の病変は、積極的に内視鏡切除を行っています。

特に陥凹型の病変は、隆起型や平坦型の病変と違って内視鏡切除で完治する病変での発見が困難となっています。

松田らの報告（図表12）でも、陥凹型は発見された病変全体の腺腫・粘膜内がん（内視鏡切除で完治する病変）の割合が、腺腫で1・2％、粘膜内がんで1・5％とわずかしか発見されていないのに対して、外科的切除（腹腔鏡下手術）が必要となる可能

	5㎜以下	6-10㎜	11-20㎜	21㎜以上	合計
隆起型腫瘍	0% (0/5,807)	1.3% (56/4,376)	10.2% (147/1,446)	30.2% (65/215)	2.3% (268/11,844)
平坦型腫瘍	0.03% (2/6,479)	0.18% (2/1,095)	3.9% (27/699)	22.2% (59/266)	1.1% (90/8,539)
陥凹型腫瘍	8% (20/249)	45% (63/140)	73.6% (64/87)	87.5% (14/16)	32.7% (161/492)

工藤進英：Editorial- 陥凹型早期大腸癌の転移　早期大腸癌 10; 93-95, 2006 より引用・改変

図表 13：大腸腫瘍における粘膜下層に浸潤したがんの割合（進行がんを除く）
（秋田赤十字病院、昭和大学横浜市北部病院：Apr. 1985 ～ Mar. 2004）

性が高い粘膜下層へ浸潤したがんの割合は38・6％と急激に高くなっています[25]。

一方、隆起型や平坦型の病変は、陥凹型とは逆に、内視鏡切除で完治する病変の割合が高く、外科的切除（腹腔鏡下手術）が必要となる可能性が高い粘膜下層へ浸潤したがんの割合は低くなっています。

以上のことからも、陥凹型の病変は、発見が困難で発育進展の早い腫瘍といえます。

工藤の研究からも、同様な結果が報告されています（図表13）[26]。

進行大腸がんを除く大腸腫瘍の中で、内

視鏡切除のみでは治癒が困難な病変、すなわち外科的切除（腹腔鏡下手術）が必要となる可能性が高い粘膜下層へ浸潤している早期大腸がんの割合が、陥凹型は平坦型や隆起型に比べて、大きさ5㎜以下の病変で8％、6〜10㎜の病変で45％、11〜20㎜の病変で73・6％、21㎜以上の病変で87・5％です。病変が大きくなるにつれて非常に高くなるため、陥凹型は、進行度や悪性度が高い病変であるといえます。

ですから、発見困難な陥凹型腫瘍をより早期に発見し、内視鏡による治癒切除をすることが大変重要と考えています。

これらの陥凹型のタイプは「デノボがん」とよばれ、悪性度が高く、10㎜以下の小さな病変でも外科的切除をする必要のある危険ながんなのです[26]。

しかし、イボのように突き出ていれば、どんなに小さくても見た目でわかりますが、特に平坦型や陥凹型であると5㎜以下ではわかりにくく、大腸内視鏡検査で見落としてしまう可能性が高いのです。

最近は、大腸がんの6％を占めると推定されている中間期がん（interval cancer）

も注目されています[27]。これは、最初もしくは前回の検診では異常がない（がんを指摘されない）のにもかかわらず、推奨される次の検診までの間に、症状が出現し発見・診断されたがんのことをいいます。これには、いわゆる偽陰性がん（見逃しがん）と、その期間内に新たに発生したがん（急速発育がん）が含まれますが、両者の区別は厳密には不可能と言わざるを得ません[28]。

大腸がんの場合は、中間期がんを大腸内視鏡検査実施後の大腸がん（Post-Colonoscopy Colorectal Cancer：以下、ＰＣＣＲＣとする）と最近は表現しています。

このようなことを防ぐためにも、大腸をきちんと観察して病変を見つける技術が内視鏡を専門に従事する医師には求められています。

そこで、大腸内視鏡検査の質を評価する客観的指標として、腺腫発見率（Adenoma Detection Rate：以下、ＡＤＲとする）や、内視鏡スコープの抜去時間（盲腸部から内視鏡を抜きながら全大腸を観察した時間）などが用いられています。ＡＤＲが低いと中間期がんが多くなるという報告（ＡＤＲが20％未満の内視鏡医はＡＤＲが20％以上の内視鏡医に比べると中間期がんの発生に対するリスクが10倍以上高いとの結果[(29)]や、内視鏡スコープの抜去時間の短さ（６分未満と短い場合）がＡＤＲの低下や中間期がんの発生と関連があるという報告[(30)]がされています。

私自身、内視鏡観察には非常に力を注いでおり、内視鏡切除をしなかった観察のみの方のスコープ抜去時間は、たいてい15分から20分、ときには25分から30分、見てしまうこともあります。これは一般的な観察時間よりも長く、とにかく大腸の隅々まで丁寧に観察を行うことを心がけて検査に挑んでいます。そのおかげで、先ほど述べたＡＤＲは、約65％前後です。

また、腫瘍として取り扱うＳＳＡ／Ｐや内視鏡切除の適応となる早期がんを含めると腫瘍の発見率は約80％前後で、日々多くの大腸ポリープを日帰りで切除しています。開院以来、２０１５年10月１日～２０１８年９月30日までの３年間で全大腸内視鏡検査件数は３１２９件で、そのうち内視鏡切除を日帰りで行った件数は２５３９件で腫瘍の発見率は81％でした。今後も丁寧に観察を行い、より多くの大腸腫瘍を発見し、安全に内視鏡切除を行って大腸がん撲滅を目指していきます。

ポリープの大きさよりも重視するべき浸潤度（がんの深さ）

大腸の内壁は、粘膜（粘膜上皮・粘膜固有層）、粘膜筋板、粘膜下層、固有筋層、漿膜下層・漿膜からなることは第1章で述べましたが、大腸ポリープは内側の表面にある粘膜から発生します。良性の場合は大きくなっても粘膜内にとどまっていますが、がんの場合は大きくなるにつれて大腸壁の奥深くへと食い込むように広がっていきます。

このように、がん細胞が、大腸壁に食い込んで破壊しながら大きく広がっていく状態を「浸潤」といい、各層のどのくらいの深さまで浸潤しているかを示す程度を「深達度」といいます。この深達度の程度で、早期がんと進行がんを区別しています（図表13）。

<table>
<tr><th colspan="2" rowspan="2">大腸がんの進み具合
ステージ（Stage）分類</th><th colspan="3">がんの近傍の
リンパ節転移（N）</th><th rowspan="2">がんから
少し離れた
主リンパ節
への転移</th><th rowspan="2">他臓器への遠隔
転移やがんから
遠く離れたリン
パ節への転移</th></tr>
<tr><th>なし</th><th>1－3個</th><th>4個以上</th></tr>
<tr><td rowspan="5">がんが
大腸の壁に
どのくらい
潜っているか
（深達度）</td><td>粘膜内に
とどまる</td><td>0</td><td></td><td></td><td></td><td></td></tr>
<tr><td>粘膜下層まで</td><td rowspan="2">Ⅰ</td><td rowspan="4">Ⅲa</td><td colspan="2" rowspan="4">Ⅲb</td><td rowspan="4">Ⅳ</td></tr>
<tr><td>固有筋層まで</td></tr>
<tr><td>漿膜下層まで</td><td rowspan="2">Ⅱ</td></tr>
<tr><td>漿膜に露出、
直接他臓器へ
浸潤</td></tr>
</table>

大腸癌研究会　編：大腸癌取扱い規約．第８版．金原出版．東京．2013　より引用・改変

図表14：がんの進行度分類（stage分類）

がんが大腸壁に深く食い込んでいくにつれて、腸管周囲にあるリンパ管や血管（静脈）にがん細胞が入り込むようになり（脈管侵襲が陽性と診断されること）、ここからリンパ節や血行性転移による他臓器への転移を起こすようになります。ですから、この深達度によってリンパ節への転移やほかの臓器への転移（遠隔転移）の程度が変わってくるため、その後の治療法を決めるうえでも重要な要素となり、病期（ステージ）を決める指標の一つにもなっています（図表14）。

がんの深さ（浸潤）が、粘膜内（粘膜上皮・

粘膜固有層）および粘膜下層までのものを「早期がん」、固有筋層より深いものを「進行がん」といいます。さらに、がんが粘膜固有層内にとどまっている「粘膜内がん」は、リンパ節転移がないため、内視鏡切除の適応病変で的確な切除がなされれば完治します。これに対して粘膜下層にがんが浸潤している「粘膜下層浸潤がん」には、浅く浸潤した「粘膜下層軽度浸潤がん（以下、SM軽度浸潤がんとする）」と深く浸潤した「粘膜下層高度浸潤がん（以下、SM高度浸潤がんとする）」があります。

SM軽度浸潤がんとSM高度浸潤がんを見極める際は、病理診断によってがんの浸潤距離が粘膜筋板下縁より1000μm（1㎜）未満の深さの場合をSM軽度浸潤がん、1㎜以上の深さの場合をSM高度浸潤がんとしています[31]。

これらも早期がんではありますが、SM軽度浸潤がんでは、リンパ節転移の危険性が非常に少ないため内視鏡切除の適応となります。しかし、SM高度浸潤がんでは早期がんの末期となり、リンパ節に転移する確率が10％ほどあるため、内視鏡検査でがんの浸潤が深い（SM高度浸潤がん）と判断（確診）されたときには内視鏡切除は行わず、外科的切除（腹腔鏡下手術）の適応病変となりますので、専門病院を紹介しています。

私の患者さんで、S状結腸と直腸のあたりに20㎜、18㎜、12㎜の大腸ポリープが3病変、見つかった方がいました。私には一番小さい12㎜の大腸ポリープが拡大内視鏡観察で深達度の深いタチの悪いがんに見えました。もしかしたら粘膜内にとどまるがんかもしれませんが、これまでの経験から粘膜下層にまで浸潤したがんに思えてなりませんでした。

そこで、20㎜と18㎜の大きいポリープだけを日帰りによる内視鏡的粘膜切除術（Endoscopic Mucosal Resection：以下、ＥＭＲとする）で切除したところ、その病理診断は18㎜が粘膜内がんで、20㎜が高異型度腺腫（前がん状態）で完治しました。一方、12㎜の病変は、ＳＭ軽度浸潤がんとＳＭ高度浸潤がんのどちらかで迷い、さらに病変周囲のヒダ所見から、ＥＭＲでは確実に切除することは困難と判断しました。そのため、内視鏡的粘膜下層剥離術（Endoscopic Submucosal Dissection：以下、ＥＳＤとする）

で確実に病変を一括切除して的確な病理診断の結果が必要と判断したため、国立がん研究センター中央病院内視鏡科　消化管内視鏡を紹介しました。

その後、治療（ＥＳＤ）後の病理診断で、がんの深達度はＳＭ軽度浸潤がん（３００㎛）でしたが、高異型度がん・中分化管状腺がんで悪性度の高いがんであり、さらに脈管侵襲が陽性で、リンパ節転移の危険性があるため、後日、外科的追加腸切除が行われました。

この病変は、ＥＳＤ治療を選択して的確な病理診断が得られたことで正確な診断を導けた結果となりました。このように診断学をきちんと学んでいないと、通常は一番小さな12㎜の大腸ポリープだけを切除して、大きな20㎜と18㎜の病変は、後日、入院下で切除する方針となる場合もあります。ところが、このケースのように一番小さい大腸ポリープが、実は一番、悪性度の高い早期がんであったということもあるのです。

このケースのように、拡大内視鏡観察をしっかりと行い、適切な内視鏡治療を選択することが非常に重要であるため、日帰りによるその場での内視鏡切除をしてよい病変なのか、それとも専門病院に紹介して入院下で内視鏡治療、もしくは外科的切除を選択すべきなのかを的確に判断するには、とにかく病変をよく観察することが大事なのです。しっかりと丁寧に病変を観察することで、大きさが１㎝以下でも、がんが深く浸潤したＳＭ高度浸潤がんを診断することができます（症例10、11）。

皆さんには、このように小さい大腸ポリープでも安心できないことを知っていただきたいと思います。こうした悪性のがんを早く見つけるためには、大腸ポリープができやすい40歳を過ぎたら内視鏡検査を最低２回は受けることをお勧めします。なぜなら、１回の検査では見落としがある危険性があるからです（通常、大腸内視鏡検査を行うことですべての腺腫性ポリープを発見することは困難とされており、22％から25％の腺腫性ポリープの見逃しがあるとの報告がされています）[32][33][34]。１回目で異常がなかったとしても、３年後にまた検査を受けましょう。それでも異常がなければ、大腸ポリープができやすい年代で見つかっていないのですから、今後も大腸ポリープができる可能性は少なく、大腸がんになるリスクは低いと考えられます。

大腸ポリープの種類と見逃しやすいタイプ

一般的にポリープというと、イボやキノコのように盛り上がった腫瘍を思い浮かべると思います。ところが、これまで述べてきたようにポリープにもさまざまなタイプがあり、発生した場所、発生の仕方、肉眼で見た形、細胞の性質（組織型）などで分類も違ってきます。

中でも肉眼で見た表面の形による分類が広く用いられており、これには大きく分けるとイボのように盛り上がっているタイプの「隆起型」、平べったいタイプの「平坦型」、凹んでいるタイプの「陥凹型」の３種類があります。

これらのうち、隆起型のポリープは急激にがんに変わるわけではなく、がん化するまでに何年もかかり、１cm以上の大きさになるとがんのリスクが高まってきます（症例13）。また、盛り上がってくれば便潜血で陽性になったり、内視鏡検査でも見つけやすいので早期に発見され、その場で切除することで、ほとんどの場合で完治しています。

これに対して平坦型や陥凹型は、便に引っかかって出血することは稀なため、便潜血では発見されにくく、内視鏡検査でも小さいうちは見つけるのが難しい厄介なタイプといえます。

平坦型の場合は、成長して大きく横に広がったりしても、腺腫や粘膜内にとどまっている粘膜内がんのことが多いので、内視鏡で発見されればその場で切除して完治するケースが多いです。しかし、２㎝を超える側方発育型腫瘍（Laterally Spreading Tumor：以下、ＬＳＴとする）非顆粒型の場合、がんの頻度が高くなり、多中心性（病変内の複数箇所で）に粘膜下層へがんが浸潤してくる危険性があるため、一括切除できる確率が最も高いＥＳＤの内視鏡治療を選択します。ただし、このＬＳＴ非顆粒型でも病変内になだらかに盛り上がる隆起部分（非顆粒内隆起：症例14[35]）の所見を認めた場合は、ＳＭ高度浸潤がんの可能性が高く、外科的切除を選択するケースが多くみられます。

警戒が最も必要なのは、陥凹型です。これは、５㎜前後の小さな凹みでも大腸壁の奥深くに食い込んでおり、早期がんの末期から進行がんになりやすく、転移のスピードも速いのです（症例12：直腸に認められた大きさ９㎜のⅡａ＋Ⅱｃ型の形態を呈した進行大腸がんです。がんの直接の浸潤は、ＳＭ高度浸潤がんでしたが、固有筋層内にがんの静脈侵襲が認められ、リンパ節転移を来した症例を経験しました）。

そのため、陥凹型大腸がんは、より早期に発見することが重要となるため、内視鏡で注意して観察しないと見逃されてしまいます。ですから、丁寧に見てくれる内視鏡医に検査をしてもらうことも重要と言えるでしょう。

より確実に検査をするなら「全大腸内視鏡検査」がベスト

大腸内視鏡検査は、肛門から内視鏡を挿入して直接大腸の様子を観察するものですから当然、皆さんは大腸をくまなく観察してくれていると思っているでしょう。ところが、ときには内視鏡を奥まで挿入できず、途中で抜くことがあるのです。このように内視鏡を途中までしか挿入できないと、きちんとした内視鏡検査にはなりません。

内視鏡が大腸の奥まで入らない理由はいくつかあります。先に述べたように、内視鏡は操作する医師の技量により大きく左右されるため、経験の浅い医師が行うとうまく挿入できないことがあるのです。

なぜなら、第1章で紹介した小腸・大腸の形のように、腸がきちんと折りたたまれて納まっていればよいのですが、実際には蠕動運動をしているためによく動き、お腹の中では複雑に折りたたまれてグチャグチャな状態で納まっているからです。

しかも、そのグチャグチャ具合は、患者さんによって異なります。そこに内視鏡を入れていくのですから容易ではありません。経験と技術が必要となり、上手な医師が行えば患者さんは痛みを感じることなく、先へ先へとスムーズに奥まで内視鏡を挿入していくことができます。しかし、経験の浅い医師が行うと、大腸の曲がり具合によっては先に進めなくなり、無理に通そうとすると患者さんが痛みを感じたり、ときには大腸壁を傷つけてしまうこともあります。

特に、患者さんが何らかの病気で開腹手術を受けた経験がある場合は、多かれ少なかれ大腸には癒着が見られるものです。そうなると、通常なら腸が固定されていない場所でも癒着によって腹膜に固定されているため、内視鏡が通りにくくなり、痛みが出やすくなるのです。

このようなことから、盲腸まで内視鏡を挿入して全大腸を観察することが困難な場合があるのです。そういうときには、通常はどこまで内視鏡が挿入できたのかを患者さんに説明しますが、なかには奥まで入らなかった理由を「あなたの腸が長いから入らなかった」と、患者さんの腸のせいにする医師もいるようです。

しかし、大腸の長さに個人差はあるものの、内視鏡が盲腸の奥まで入らないほど腸が長い人はそれほど多くありません。複雑に曲がりくねった大腸に内視鏡を挿入するには技術が必要で、これは経験を積んで習得していくことが求められるのです。そのため、経験不足でうまく入れられないと、腸を真っ直ぐに伸ばそうとするため、かえって腸が長くなり、その分時間もかかるために大腸が長く感じるだけのことなのです。

実際に私の患者さんでも、何度か開腹手術を受けた後、大腸に癒着が生じ、数カ所の大学病院や総合病院で内視鏡が入らなくなったという方がいました。それで私のもとに相談に来られたのですが、挿入に9分ほどかかったものの、無事に盲腸の奥まで挿入でき、全大腸を観察することができました。さらに大腸の奥の上行結腸に大きさ

14㎜のSSA／Pを認め、EMRにて切除することもできました。

確かに、難易度の高いケースもありますが、技量のある医師ならうまく挿入できることが多いので、一概に患者さんの腸のせいとも言い切れません。

何より怖いのは、全大腸を観察することができずに、その先にあるかもしれない大腸ポリープを見つけられないことです。その見逃したものが、もしも陥凹型であったなら、内視鏡検査を行った意味がありません。

大腸がんができやすい場所は、主に直腸とS状結腸で、全体の約62％を占めています[36]。ですから奥まで挿入しなくても、大部分の大腸ポリープは発見できるという意見があります。

しかし、約38％はその先で大腸ポリープが発生している以上、全大腸内視鏡検査を行ってしっかり観察することが大事なのです。なぜなら、検査の目的は早期大腸がんや将来がんになる腺腫などを、いち早く発見して取り除くことにあるからです。

ですから、私は全大腸内視鏡検査にこだわって実践しており、盲腸、そしてその奥の小腸の出口（回腸終末部）まで見るようにしています。確率は低いですが、稀に回腸終末部にも病変（炎症性疾患・カルチノイド腫瘍・がんなど）があるケースが見られるからです。

さらに、ＮＢＩと拡大内視鏡を使用することで、見逃しやすい病変（平坦型や陥凹型の腺腫や早期がん）も発見しやすくなり、精度をより高めることができます。ですので大腸の検査は、ＮＢＩや拡大内視鏡などを用いて全大腸を見てくれる医療機関で受けることをお勧めします。

大腸ポリープを早く発見すれば日帰りで内視鏡治療が可能

以前は、大腸ポリープ（腺腫や早期がん）を見つけて切除するにも3泊4日もしくは2泊3日、短くても1泊は入院しなければなりませんでした。しかし現在は、内視鏡の発達と治療技術の進歩によって、内視鏡治療が日帰りで受けられるようになりました。

内視鏡治療の最大のメリットは、皮膚の切開も大腸を切断することもないため、身体への負担が軽いことです（低侵襲性治療）。ただし、この場合は、一般的には大腸ポリープの大きさが2cm未満である良性と判断された大腸ポリープ（腺腫）やリンパ節転移のない粘膜内がん、またはリンパ節転移の危険性が低い粘膜下層の浅い部分にとどまっている早期がん（SM軽度浸潤がん）に適応、という条件があります。

したがって、内視鏡検査で大腸ポリープが見つかり、その条件に該当していると内視鏡を行った医師が判断すれば、その場で大腸ポリープを切除して、患者さんはその日のうちに安心して帰宅できます。

そのためにも、40歳を過ぎて内視鏡検査を受けたことのない方は、早めに検査を受けることをお勧めします。良性にしても悪性にしても、より早い段階で大腸ポリープを見つけて切除することが大腸がんで命を落とすリスクを回避することにつながるからです。

内視鏡検査で大腸ポリープが見つかった場合は、腺腫であることが多いので内視鏡治療が適応となります。ただ、内視鏡治療にもいくつか種類があり、大腸ポリープのタイプや大きさによって使い分けられています。ここでは、日帰りによる代表的な内視鏡治療を挙げておきましょう。

コールドポリペクトミー

今までは、一般的に１㎝未満の小さな腺腫で、イボやキノコのように突き出ている病変に用いられてきた切除方法がポリペクトミーです。内視鏡から出したスネアという金属の輪に大腸ポリープの根元を引っかけ、締めつけてから高周波の電流を使用して焼き切ります。５㎜未満の微小な大腸ポリープでは、ホットバイオプシーという方法（高周波電流が流れる鉗子を使用し、病変を把持して焼き切る方法）で切除されていました。

しかし、電流を使用して大腸ポリープを切除すると、熱凝固による組織障害が生じて、出血や穿孔といって大腸に孔《あな》があいてしまう危険を伴いました。２０１４年の大腸ＥＳＤ／ＥＭＲガイドラインでは、ポリペクトミーの後出血率は１・６％、術中穿孔率は０・05％と報告されています（図表15）。

そこで最近は、電流を流さずに同じ方法で大腸ポリープを切除する「コールドポリ

	ポリペクトミー	EMR	ESD
術中穿孔率	0.05%	0.58 〜 0.8%	2 〜 14%
後出血率	1.6%	1.1 〜 1.7%	0.7 〜 2.2%

大腸ESD/EMRガイドライン（日本消化器内視鏡学会誌2014年4月号より引用・改変）

図表15：内視鏡治療の偶発症

ペクトミー」という方法が登場し、私も使用しています。

コールドポリペクトミーには、生検用の鉗子、あるいはジャンボ鉗子を用いる「コールドフォーセプス・ポリペクトミー（Cold Forceps Polypectomy：以下、ＣＦＰとする）」と、スネアを用いる「コールドスネア・ポリペクトミー（Cold Snare Polypectomy：以下、ＣＳＰとする）」の2種類の方法があります。ジャンボ鉗子とスネアはいずれもディスポーザブル（使い捨て）の処置具となります。

医療機関によって異なりますが、ＣＦＰの場合、私は１〜２㎜の病変でしたら通常の生検鉗子で十分に切除できますが（症例15）、３〜４㎜になるとジャンボ鉗子、あるいはCSP専用のスネアを使用します（症例16、17）。もちろん5～10㎜未満の病変は、このCSP専用スネアを用いて切除します。

ジャンボ鉗子は、通常の鉗子よりもカップの容量が2倍以上も大きく設計されていますので、5㎜未満の病変であればほぼ確実に切除が可能です(37)。

CSP専用のスネアは、輪状の細いワイヤーからできていて、電流を使用せずにそのまま絞扼（スネアリング）して切除できる処置具です。そして、CSPの切除直後には、切除面に水圧処置（内視鏡用送水ポンプを使用）を行っています。これによって粘膜下に膨隆が形成されますので、水圧による圧迫止血と切除断端の陰件（NBI拡大観察にて判断する）を確認することができるからです。

こうして治療が完璧に行われたことを確認するからこそ、治療後のトラブルを防げて、患者さんを日帰りで治療することができるのです。近年、このような小さな大腸ポリープの内視鏡治療としてCFPやCSPの安全性と有用性に関する報告も増えています(38)(39)。

一般的には、コールドポリペクトミーは大腸ポリープの大きさが1㎝未満で、なおかつNBI拡大や色素拡大内視鏡診断で低異型度腺腫と確診できる病変に適応されます。なお、肉眼型は、平坦型と隆起型が対象となりますが、茎がしっかりとある有茎性型や凹んでいる陥凹型の病変は適応外となっています。

このように、コールドポリペクトミーは電流を通さずに切除が可能なので患者さんへの負担が少なく、心臓ペースメーカーを装着している方や、MRI非対応の治療用の金属製品が体内にある方でも、簡便かつ安全に切除することが可能となります。

また、心臓疾患や脳血管疾患などの基礎疾患による治療のために抗血小板薬や抗凝固薬のように、いわゆる血液をサラサラにする薬（血液を固まりにくくする薬）を服用している場合でも、休薬することなく内視鏡治療を安全に行えることも大きなメリットといえます[40]。

高周波電流を使用して治療する場合は、薬の種類によって異なりますが、以前は1～2週間の休薬をして治療を受けることになっていましたので、その休薬期間中に基礎疾患が悪化する危険性が十分にありました。そのため、最近では、基礎疾患を優先して休薬せずに治療を行うようになりましたが、出血の危険性が大きいため、入院下での治療が必要となります。

その点、休薬をしないでも安全に日帰りで治療が受けられるコールドポリペクトミーは、実に効果的といえます。また、偶発症がほとんどなく安全に行える治療法としても注目されています。積極的にコールドポリペクトミーを行っている施設での研究では、全施設（9施設）で穿孔例はなく、後出血は、0・1%、1・3%との報告の施設もありましたが、ほとんどの施設（7施設）で0%と良好な成績でした[41]。当院でも開院以来、3年間でコールドポリペクトミーを1596症例に行いましたが、穿孔例や後出血例はなく、良好な結果が得られています。

これによって、小さな大腸ポリープを残すことによる病変増大やがん化の不安も軽減されます。また、すべての腺腫を内視鏡切除することで、大腸がん発生率の低下および大腸がんによる死亡率減少の効果がある[6][7]ことを考えると、安全に切除が可能なこのコールドポリペクトミーの治療法は有用といえます。

内視鏡的粘膜切除術（ＥＭＲ）

コールドポリペクトミーが１㎝未満の隆起型や平坦型の低異型度腺腫の病変に行われるのに対して、１㎝以上の大腸ポリープはがん化している危険性があるため、ＥＭＲを行います。また、大きさが１㎝未満であっても、陥凹型病変、高異型度腺腫や早期がんを疑う病変にもＥＭＲが行われます。

大腸ポリープといっても、陥凹型は飛び出していませんからポリペクトミーの方法ではスネアが引っかかりません。そこで、ポリープの下の粘膜下層に生理食塩水やグリセオール、最近では内視鏡用粘膜下注入材を局注（注射）して病変部を持ち上げ、人工的に病変周囲全体を隆起型の状態にしてから、その盛り上がった部分をスネアで絞扼（スネアリング）し、高周波電流を使用して切除する方法です。

　ここで症例を見てみましょう。症例18です。ＮＢＩ観察にて、O-ring sign に着目することで大きさ２㎜の病変を発見しました。インジゴカルミン散布の色素観察では、星芒状陥凹を認めるⅡｃ型と診断します。ＮＢＩ拡大観察やクリスタルバイオレット染色下の色素拡大観察では、微小がんを疑います。ＥＭＲにて切除し、切除潰瘍面はクリップ縫縮しました。病理診断は、がんの所見はなく、腺腫でした。

　次の症例を見てみましょう。症例19です。大きさ２㎝の平坦型腺腫です。この症例も、ＥＭＲで切除し、切除潰瘍面をクリップ縫縮することで日帰り手術が可能となります。

　次の症例を見てみましょう。症例20です。大きさ２・５㎝の隆起型腺腫内がんです。この症例は、ＥＭＲ直後に拍動性の出血を認め、切除潰瘍面をクリップ止血・縫縮することでより安全に日帰り手術が可能となりました。

　このように２㎝以上の大腸ポリープや早期がんでもＥＭＲを行うことで的確に切除することが可能となります。ただ、陥凹型の場合は、小さな病変でも初期のがんである可能性が高いため、NBI拡大や色素拡大の内視鏡診断を行った後、EMRで切除することが重要です。

なぜ日帰りによるEMRが可能かというと、病変を切除した後は必ずクリップで切除潰瘍面を縫縮するという作業を細かく行っているからです。EMR直後の予防的クリップ縫縮は、後出血率の低減には寄与しないという研究結果[42]がありますが、大腸ポリープの大きさの中央値が7・8㎜と小さいものを対象としていました。一方、大きさが2㎝を超える大腸ポリープに対しては、予防的クリップ縫縮は有効であったとの報告があります[43][44][45]。したがって、2㎝未満の大腸ポリープ切除直後に出血していない場合には、クリップ縫縮をしている医療機関は多くはないと思われます。

しかし、クリップ縫縮をしたほうが後出血や穿孔を確実に防ぐことができるうえ、傷の治りが早いのです。ですから私は、大腸ポリープの大きさにかかわらず、完璧な治療を目指すのであればクリップ縫縮したほうがよいと考え全例に実践しています。特に切除範囲が広くなってしまった場合には、丁寧に縫縮することで、日帰り手術を可能にしているのです。当院でも開院以来、3年間で943例のEMRを行いましたが、後出血率は0・1％（943例中1例）で、その症例は医療連携の病院に緊急で入院していただき、内視鏡的止血術を行い退院となっています。

また、EMRによる術中穿孔率は0・2％（943例中2例）で、いずれも大きさが2cm以上の病変でした。

大きさ2cm以上の病変でEMRを行った143例中2例（約1・4％）に術中に穿孔が認められましたが、その場で穿孔部をクリップ縫縮し、医療連携の病院に速やかに搬送・入院とし、保存的治療（安静・絶食・点滴治療）によって退院となっています。

そのため、医療連携の病院とは常に密接な連絡が取れるように配慮しています。このように当院でのEMRによる後出血率や術中穿孔率は、大腸ESD／EMRガイドラインの報告（図表15）より頻度が低い結果でした。それは、EMRを行った全例にクリップ縫縮を行うことや、治療を受けた患者さんに術後の安静や注意事項をしっかりとお守りいただけているお陰だと思います。

なお、内視鏡治療の際には、ディスポーザブルの処置具が多く使用されますが、日本の保険診療ではこれらの処置具などの費用を患者さんに負担していただくと、混合診療となって保険診療が認められなくなってしまいます。そのため、当院では多くの方に負担なく内視鏡検査および内視鏡治療を受けていただくためにも、処置具などの費用は一切頂戴していません。

常に安全を考慮し的確な治療を行うために、必要な処置具は惜しみなく最上のものを使用しています。

計画的内視鏡的粘膜分割切除術（ＥＰＭＲ）

大きさが２㎝を超えると、ＥＭＲでの一括切除が困難な病変も出現してきます。その際、良性の腺腫および粘膜内がんと確診できる早期がんであれば、あえて一括切除に固執せず、安全を考慮して計画的内視鏡的粘膜分割切除術（Endoscopic Piecemeal Mucosal Resection：以下、ＥＰＭＲとする）を行う場合もあります。

症例21のように大きさ４㎝のＳＳＡ／Ｐ病変で、この病変内に腺腫内がん・粘膜内がんと推定される隆起部分をまず計画的にＥＭＲにて切除し、残りのＳＳＡ／Ｐの部分を分割してＥＭＲを行い、切除後の潰瘍面をクリップ縫縮することで、穿孔の危険性も回避でき安全に日帰りで治療を行うことができます。

この場合、患者さんが支払う費用は３割負担で３６１１０円でしたが、次に説明するＥＳＤで治療を受ける場合には、最低でも４泊５日は入院となり、治療費は３割負担で15万円＋α（病室代や食事代など）と高額になります。

そのため、安全かつ確実に日帰り治療が行えると判断した場合には、低額費用で行えるＥＰＭＲの治療も一つの選択肢となり得ます。

Pre-cutting EMR

ＥＭＲにて、必ず一括切除が望ましいと判断した早期がんや神経内分泌腫瘍を治療する際、治療中に通常のＥＭＲが困難になる場合があります。

その際には、局注で盛り上げた病変の周囲正常粘膜をスネアの先端で全周性に切開を入れ、そのあとにスネアで絞扼し、高周波電流を使用して切除する方法がPre-cutting EMRです。

症例22は、大腸神経内分泌腫瘍のＥＭＲが困難となりPre-cutting EMRに変更して一括で病変を切除しました。

このように、内視鏡治療も臨機応変に、より安全・確実に行える方法を常に念頭に置いて選択することが重要となります。

内視鏡的粘膜下層剥離術（ＥＳＤ）

２０１８年度から保険点数もさらに高額となり、最大径が２㎝以上の早期大腸がん、または最大径が５㎜～１㎝までの大腸神経内分泌腫瘍に対して、病変を含む範囲を一括で切除した場合のみが保険適用となっています。また、大きさが２㎝未満の病変でも、何らかの原因で線維化を伴う早期がんでＥＭＲでは切除困難な場合は、保険適用でＥＳＤの治療が行えます。

通常、ポリペクトミーやＥＭＲで的確に一括切除が困難と判断した際に、このＥＳＤを選択します。

大腸ポリープの下の粘膜下層に内視鏡用粘膜下注入材を局注（注射）し、病変を周囲正常粘膜ごと大きく持ち上げた後、専用ナイフで病変の周囲を全周性に高周波電流で切開し、粘膜下層を剝離（切りながら剝がしていく操作を繰り返し、少しずつ慎重に切除していく）します。これによって範囲の広い病変を切除することが可能となります。しかし、切除範囲が広いということは出血や穿孔のリスクも高くなり、大腸ESD／EMRガイドラインの報告（図表15）では、ESDの後出血率は0・7～2・2％、術中穿孔率は2～14％、とされています。このように難易度の高い治療法なのです。

そのため、医師の経験と技術が求められ、多くの場合で5日から1週間ほどの入院を必要としています。

検査前の注意事項と安全な検査を行うための準備

大腸内視鏡検査を受ける場合、大腸の中に便が溜まっていたのでは腸壁を観察することができません。さらに、平坦型や陥凹型の病変を発見することもできません（症例１・図１：前処置が悪い写真）。そのため、大腸の中を空っぽにする準備を検査の３日前から患者さんにはお願いしています。

まず就寝前に下剤を２錠服用して、便通をよくします。食事は低残渣のものを中心に摂っていただけるようパンフレットを見ながら食事指導をしています（図表16）。さらに、前日には検査食という専用のお食事を摂っていただき、より最適な大腸内視鏡検査に備えていただいています。

そして、検査の当日は１～２Ｌの洗腸液を飲み、腸を空っぽの状態にしてから検査を行います。このようにしっかりと前処置をして腸管内をきれいにすることが、平坦型や陥凹型の病変の発見につながります（症例1・図2：前処置が良い写真）。

当院では、大腸内視鏡検査を行う際、静脈麻酔をしていますので痛みなどの苦痛を感じることなく、寝ている間に検査が終了します。患者さんが寝ていることで体動がないため大腸の動きも鈍くなるので、医師にとっても丁寧にじっくりと腸壁を観察することができるというメリットがあり、1㎜のがんを見つけることにもつながります。

逆に、患者さんが起きていて会話を始めてしまうと腸が活動してしまうため、じっくり観察することが難しくなります。

ですから、静脈麻酔をかけて大腸内視鏡検査を行うことは、患者さんと医師の両方にメリットをもたらすのです。その際、静脈麻酔の安全性を確保しなければならないため、当院では、全例に血管確保を行い点滴をしながら、心電図・血圧・脈拍・酸素飽和度などのモニター観察をしながら検査を実施しています。このように常に安全を考慮して、日々の内視鏡診療をスタッフとともに行っています。

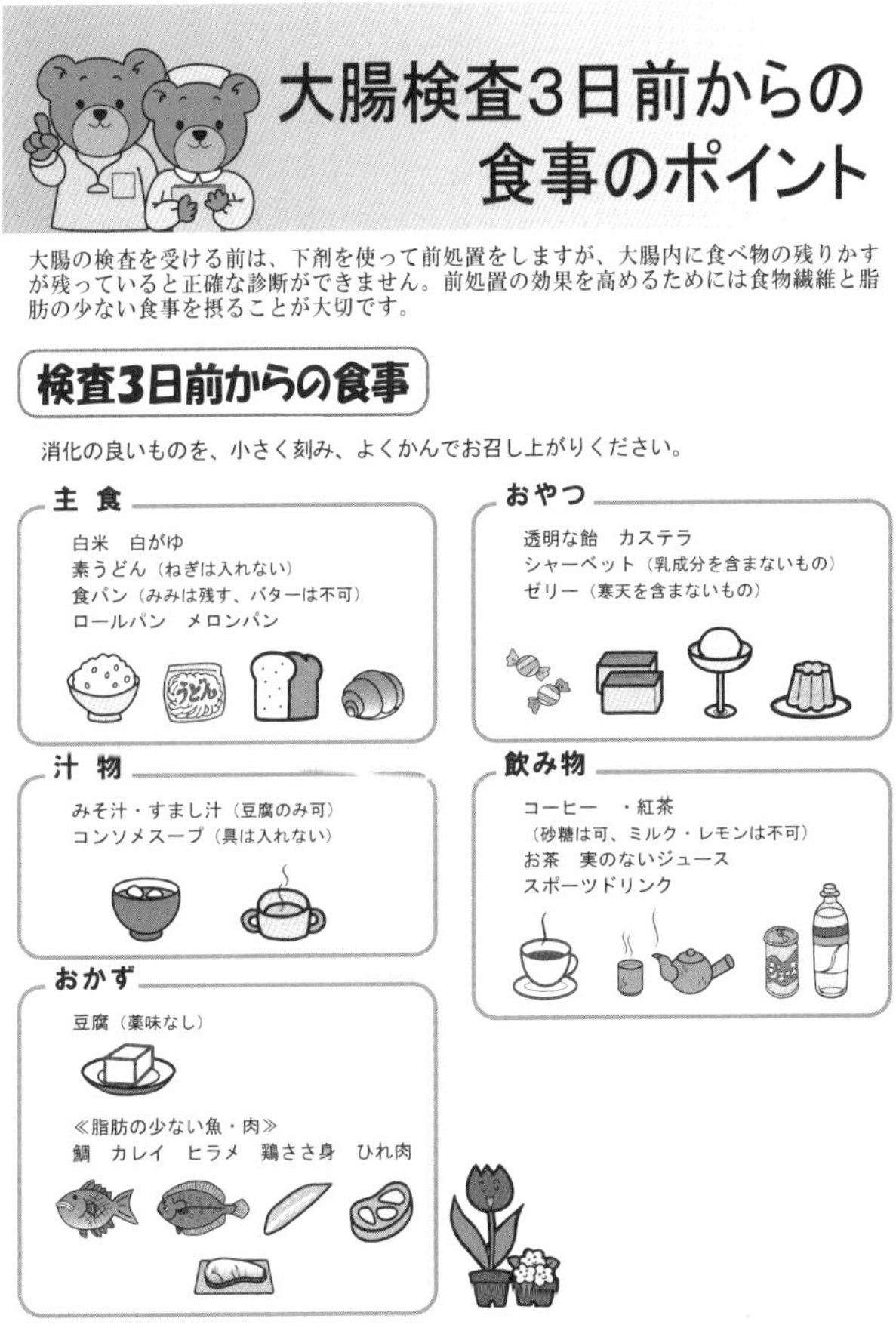
大腸検査3日前からの食事のポイント
大腸の検査を受ける前は、下剤を使って前処置をしますが、大腸内に食べ物の残りかすが残っていると正確な診断ができません。前処置の効果を高めるためには食物繊維と脂肪の少ない食事を摂ることが大切です。
検査3日前からの食事
消化の良いものを、小さく刻み、よくかんでお召し上がりください。
主 食
白米 白がゆ
素うどん（ねぎは入れない）
食パン（みみは残す、バターは不可）
ロールパン メロンパン
うどん
おやつ
透明な飴 カステラ
シャーベット（乳成分を含まないもの）
ゼリー（寒天を含まないもの）
汁 物
みそ汁・すまし汁（豆腐のみ可）
コンソメスープ（具は入れない）
飲み物
コーヒー ・紅茶
（砂糖は可、ミルク・レモンは不可）
お茶 実のないジュース
スポーツドリンク
おかず
豆腐（薬味なし）
≪脂肪の少ない魚・肉≫
鯛 カレイ ヒラメ 鶏ささ身 ひれ肉

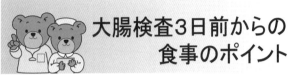

図表16：検査前の食事

大腸ポリープ・がんや大腸内視鏡に関連した基礎知識

ここで、本章で解説した大腸ポリープや大腸がん、大腸内視鏡検査に関する専門的な知識を解説します。読んでいてわからなくなったときの参考にしてください。

大腸ポリープ：大腸の表面を覆っている粘膜層にできた病変で、イボ状やキノコ状のような盛り上がったものが多いです。これには「非腫瘍」と「腫瘍」があります。

腫瘍：組織や細胞が異常に増殖してできる組織塊のこと。

非腫瘍性ポリープ：腫瘍ではないので、将来がんにはならないタイプのポリープです。そのため、特に切除する必要はありません。過形成性ポリープや炎症性ポリープなどがあります。

腫瘍性ポリープ：腫瘍のことで、これには、将来がんになる「良性」のポリープと、すでにがんになった「悪性」のポリープがあります。

良性の腫瘍：「腺腫」とよばれるもので、腺腫の形態から、管状腺腫、管状絨毛腺腫、絨毛腺腫、鋸歯状腺腫、などがあります。最近では、ＳＳＡ／ＰというSessile Serrated Adenoma/Polypも良性の腫瘍として取り扱われています。良性ではありますが、将来発育してがんになる危険性があるため、内視鏡切除の適応となるポリープです。病理組織診断学的にみて、「低異型度腺腫」と「高異型度腺腫」があります。

悪性の腫瘍：早期がんと進行がんがあります。

異型度：細胞の悪性度（細胞の顔つきの悪さ）を示す尺度の一つ。悪性度が強いほど正常細胞と顔つきが違ってきます。

低異型度腺腫：細胞異型度が低い良性腫瘍。がんになる確率は低い腺腫(46)。

高異型度腺腫：細胞異型度が高い良性腫瘍。しかし、この中にがんが発生する確率が高く、組織学的にがんとの区別が難しい例もあるため、危険な腺腫(46)。

低異型度がん：細胞異型度が低い悪性腫瘍。浸潤がんになる確率は低いがん(46)。

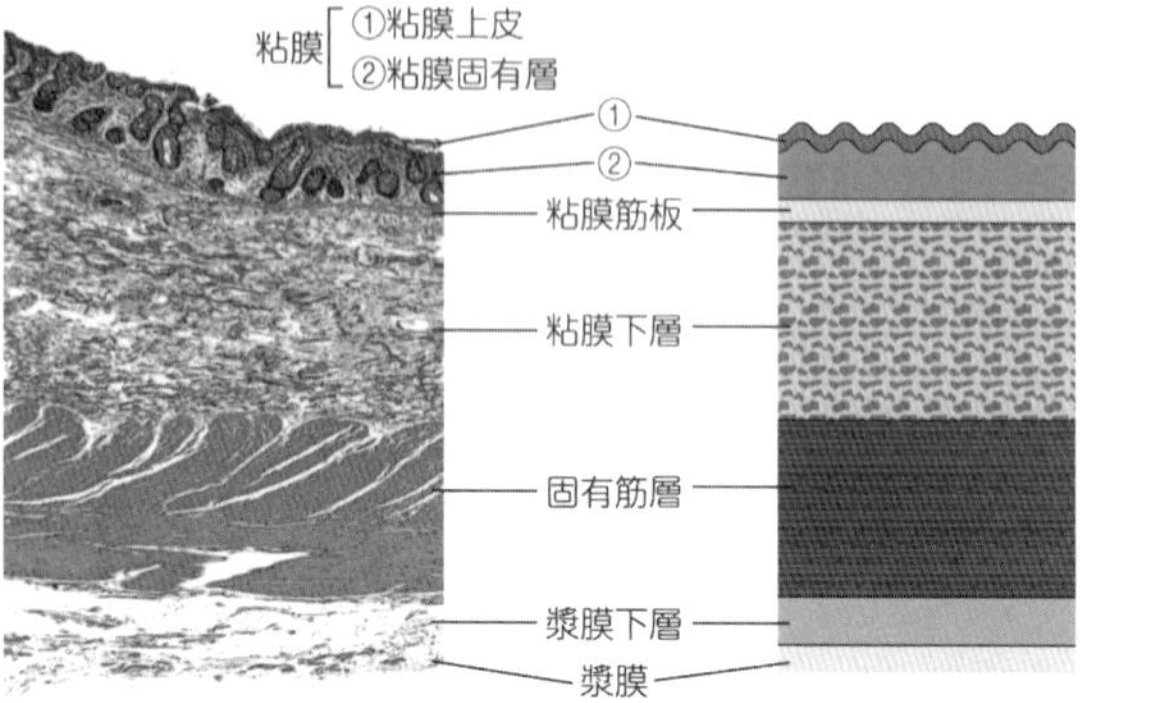

病理組織像提供：PCL ジャパン 病理・細胞診センター 特別顧問 新潟大学名誉教授 渡辺英伸先生

図表 17：大腸壁の構造

高異型度がん：細胞異型度が高い悪性腫瘍。浸潤がんになる確率が高い危険ながん(47)。

浸潤度：悪性腫瘍の細胞が、大腸壁に食い込んで破壊しながら大きく拡がっていく状態。各層のどのくらいの深さまで浸潤しているかを示す程度を「深達度」といいます。この深達度の程度で、早期がんと進行がんを区別しています（図表17）。

早期がん：粘膜および粘膜下層までのがん（図表18）。

粘膜内がん：粘膜内にとどまっているがん。

粘膜下層浸潤がん：粘膜下層にまで浸潤したがん。浅い浸潤の粘膜下層軽度浸潤がん

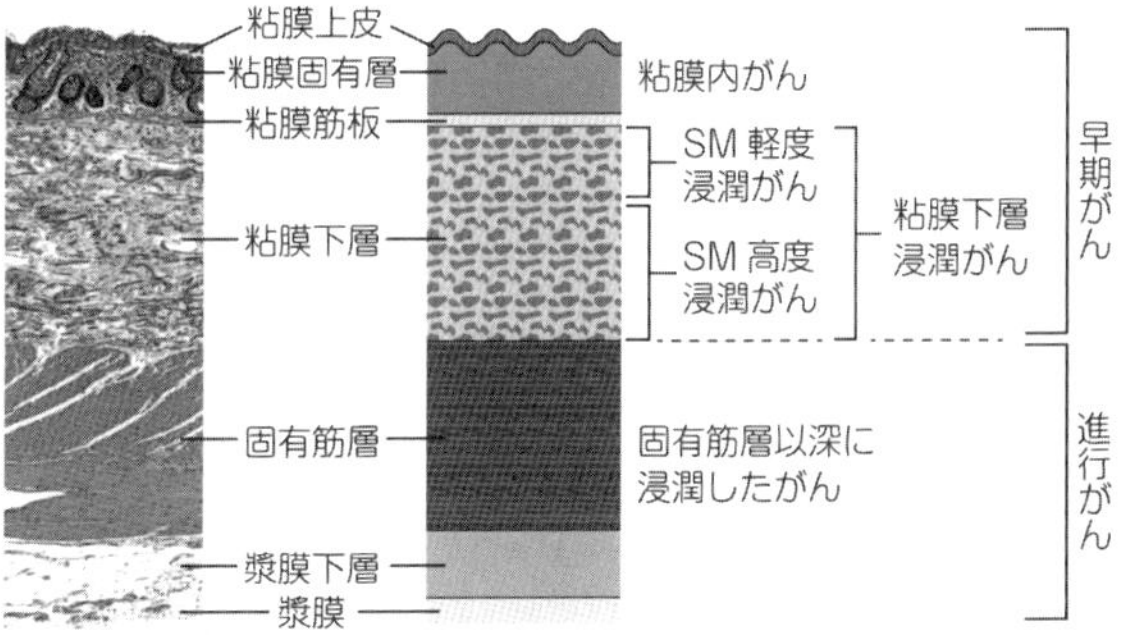

SM 軽度浸潤がんまでが内視鏡治療、SM 高度浸潤がん以深は外科的手術の適応

病理組織像提供：PCL ジャパン 病理・細胞診センター 特別顧問 新潟大学名誉教授 渡辺英伸先生

図表18：内視鏡治療の適応・外科的手術の適応

（SM軽度浸潤がん）と、深い浸潤の粘膜下層高度浸潤がん（SM高度浸潤がん）があります。

＊早期大腸がんに対する内視鏡治療の適応は、粘膜内がんからSM軽度浸潤がんと診断した病変となります。SM高度浸潤がんと診断した病変は、外科的手術の適応となります。

進行がん：固有筋層より深いがん（図表18）。

転移：がんが発生した場所（原発巣）から離れて、ほかの臓器や器官に飛び火すること。

中間期がん：本書では、大腸内視鏡検査後に見つかるがん。最初もしくは前回の検診で、がんを指摘されなかったにもかかわらず、推奨される次の検診までの間に症状が出現し発見・診断されたがんですが、これには偽陰性がん（見逃しがん）と、その期間内に新たに発生したがん（急速発育がん）も含まれ、両者の区別はつきません。最近は、大腸がんの場合には、ＰＣＲＣと表現されています。

【大腸ポリープ・がんの診断】

質的診断：がんに進展しない非腫瘍性ポリープなのか、将来がんに進展する腺腫性ポリープなのか、すでにがんに進展したポリープなのか、がんの場合には、低異型度がんあるいは高異型度がんなのか、などを見極める診断。

量的診断：がんの浸潤度、深達度の診断。

【大腸ポリープ・がんの種類：肉眼形態】

隆起型：イボ状やキノコ状のように粘膜から盛り上がっているタイプの大腸ポリープ。発見しやすいため、内視鏡で多く切除されています。急激にがんに変わるわけではなく、がん化するまでには何年もかかります。１㎝以上の大きさになると、がんになるリスクが高まってきますが、内視鏡切除で治る確率の高いタイプです。

Ｉｓ型（無茎性型：半球状の病変で、底面が腸壁に付着している茎がないポリープ）、Ｉｓｐ型（亜有茎性型：病変の一部が腸壁に付着し、くびれを有するポリープ）、Ｉｐ型（有茎性型：茎を有するキノコ状のポリープ）、などがあります。

平坦型：平べったい平坦なものから扁平でわずかに隆起したタイプの大腸ポリープ。粘膜から盛り上がっていないために発見しにくいですが、成長して横に広がっても粘膜内にがんがとどまっていることが多いので、がん化しても発見できれば内視鏡切除で治る確率の高いタイプです。

Ⅱｂ型（表面が平滑で粘膜と病変の高さがほぼ等しい完全に平坦なタイプ）、Ⅱａ型（表面が平滑な扁平でわずかに隆起したタイプ）、などがあります。

ＬＳＴ（Laterally Spreading Tumor：側方発育型腫瘍）非顆粒型：顆粒を形成しないで横に広がるタイプで、平坦から扁平な病変、あるいは陥凹様変化（偽陥凹）を伴う病変の形態を呈している大きさが１cm以上の腺腫や早期がんで認められます。肉眼形態ではないですが、病変のイメージを捉えるには最適なため、頻繁に使用される用語です。

ＬＳＴ（Laterally Spreading Tumor：側方発育型腫瘍）顆粒型：顆粒を形成しながら集簇して横に広がるタイプで、扁平から隆起した病変の形態を呈している大きさが１cm以上の腺腫や早期がんで認められます。肉眼形態ではないですが、病変のイメージを捉えるには最適なため、頻繁に使用される用語です。

※非顆粒内隆起：非顆粒型の平坦から扁平な非顆粒部の病変内になだらかに盛り上がった隆起部が形成された所見でＳＭ高度浸潤がんの指標となります[35]。

陥凹型：凹んでいるタイプの大腸病変。凹んでいるために、大腸壁を丁寧に観察しないと見逃しやすい発見が困難なタイプです。５㎜前後の小さな凹みでも大腸壁の奥深くに食い込んでいき（浸潤）、10㎜までの大きさになるとほとんどが早期がんの末期で発見されます。進行がんになりやすく、転移のスピードも早いので、最も注意が必要で外科的手術となるタイプです。

Ⅱｃ型（完全に凹んでいて、病変の高さが粘膜より低く陥凹面を有するタイプ。辺縁が反応性に少し隆起することが多いが、この辺縁隆起部は正常粘膜に覆われている）、Ⅱａ＋Ⅱｃ型（粘膜よりも高さの高い陥凹面を有する扁平隆起性の病変で、陥凹内隆起*の形状がわずかなタイプ。病変の立ち上がりから辺縁隆起部は正常粘膜に覆われている）、Ⅰｓ＋Ⅱｃ型（粘膜よりも高さの高い陥凹面を有する無茎性型病変で、陥凹内隆起の形状がより目立つタイプ。病変の立ち上がりから辺縁隆起部は正常粘膜に覆われているタイプ）、などがあります。

＊陥凹内隆起：ＳＭ高度浸潤がんの指標：症例24：陥凹型早期大腸がんの発育進展の特徴(47)。

デノボがん（de novo がん）：ポリープから発生しない、つまり盛り上がることなく最初は凹んだ状態のまま、がんになる陥凹型のタイプです。大腸の正常粘膜に発がん刺激が生じて（遺伝子が傷ついて）、いきなりがんになるとされています。

【内視鏡検査・観察・治療に関連する内容】

大腸：盲腸、上行結腸、横行結腸、下行結腸、S状結腸、直腸からなります。

近位大腸：盲腸、上行結腸、横行結腸　遠位大腸：下行結腸、S状結腸、直腸

全大腸内視鏡検査：直腸・S状結腸・下行結腸・横行結腸・上行結腸・盲腸と大腸の奥まで内視鏡を挿入し、すべてを観察することです。

白色光観察：通常の光を使用した観察。

NBI（Narrow Band Imaging）：狭帯域光観察のことをいいます。このNBIは、血液中のヘモグロビンに吸収されやすい狭帯域化された青色の光（390〜445nmの波長）と緑色の光（530〜550nmの波長）の2つの波長の光を使用するため、

粘膜表層の毛細血管と粘膜表層の微細模様を強調して観察できます。そのため、消化管（食道・胃・大腸）病変の早期発見や質的診断・量的診断に役立っています。

NBI拡大観察：JNET分類（The Japan NBI Expert Team Classification）[48]を使用して質的診断・量的診断を行います。

Type 1：過形成性ポリープ

Type 2A：良性腫瘍

Type 2B：高異型度がんの指標

Type 3：SM高度浸潤がんの指標

色素観察：色素を使用した観察。

インジゴカルミンを散布する色素観察：病変の凹凸や陥凹面の性状、陥凹境界線の有無などを観察するために行います。また、腫瘍・非腫瘍の質的診断には、拡大内視鏡を用いたpit pattern 診断が有用です[49][50]。

クリスタルバイオレット染色下の色素拡大観察：主として早期がんを疑う場合に使用し

ます。
染色された所見から pit pattern 診断*を行い、がんの質的診断や量的診断に有用です[51][52][53]。

＊ pit pattern 診断：Ⅰ型、Ⅱ型が、非腫瘍性病変。Ⅲ型、Ⅳ型が、良性の腫瘍性病変。Ⅴ型が、がんの病変。

Ⅰ型：正常粘膜
Ⅱ型：過形成性ポリープ
Ⅲs型：陥凹型の良性腫瘍
ⅢL型：平坦型や隆起型の良性腫瘍
Ⅳ型：大きな隆起型の良性腫瘍
VI型軽度不整：低異型度がんの指標。粘膜内がんからSM軽度浸潤がんのことが多い。
VI型高度不整：高異型度がんの指標。この所見が領域性にみられるとSM高度浸潤がんのことが多い[54]。

VN型：SM高度浸潤がんの指標。

Irregular micro pit pattern（IM pit pattern）：中分化管状腺癌からなるSM高度浸潤がんの指標[55][56]。

EMR：Endoscopic Mucosal Resection（内視鏡的粘膜切除術）

ESD：Endoscopic Submucosal Dissection（内視鏡的粘膜下層剥離術）

後出血：内視鏡検査・治療終了後に顕性の血便や下血が生じ、血液検査でのヘモグロビン値が2g／dℓ以上の低下（貧血）を認めた場合や輸血を行った場合、または出血に対してなんらかの止血処置が行われた場合を示します[57]。

術中穿孔：内視鏡治療中に、大腸の壁に孔があいてしまうこと。

【大腸内視鏡検査前にチェックが必要となる薬剤】

抗血小板薬：バイアスピリン・バファリン・プラビックス・プレタールなど

抗凝固薬：ワルファリン・プラザキサ・イグザレルト・リクシアナなど

他に、高血圧、糖尿病、不整脈、などの内服薬

内視鏡検査前には、患者さんの全身状態の把握のために、このような薬剤の服用有無を必ず問診で確認することが必要となります。

大腸がんの予後

対象：2007～2009年に診断を受けた患者さん

病期	症例数（件数）	5年相対生存率（%）
Ⅰ	3,763	97.6
Ⅱ	3,073	90.0
Ⅲ	4,084	84.2
Ⅳ	2,968	20.2
全症例	14,551	76.0

全国がんセンター協議会の生存率協同調査（2018年6月集計）より引用

図表19：大腸がんの病期別5年相対生存率

大腸がんは、外科的手術の適応がない遠隔転移を来したステージⅣでは、予後が不良（5年相対生存率20・2%）です。しかし、早期に発見され、内視鏡治療もしくは外科的治療を的確に行えれば、大変予後の良いがんで、リンパ節転移がない粘膜内がんのステージ0では、完治します。

5年相対生存率をみると、リンパ節転移のないステージⅠ、Ⅱ、では各々97・6%、90・0%と予後がよく、リンパ節転移のあるステージⅢでも84・2％と80％以上の方が生存されています。

つまり、外科的手術が行える進行がん（症例23）までは予後が良好ですので、便潜血が陽性になったり、自覚症状（便秘、便が細い、コロコロした便、血便、下血、便秘と下痢を繰り返す、腹部膨満、腹痛症など）を認めた際には、医療機関を受診して、大腸内視鏡検査を行うことをお勧めします。

コラム

●大腸腫瘍患者へのアスピリン（100mg／day）による発がん予防大規模臨床試験（J-CAPP Study Ⅱ）

解熱鎮痛薬で有名な非ステロイド性抗炎症薬のアスピリンですが、近年になり血液を固まりにくくする作用もあることがわかり、心筋梗塞や脳梗塞の予防薬としても世界中で使用されています。

2011年に報告された数カ国で行われた臨床試験（心疾患予防のために行われたアスピリンを用いた臨床試験）の20年間の追跡データの解析結果によると、アスピリンを長期間服用すると大腸がんで死亡するリスクは約2／3になることが示されました(58)。

さらに、2016年には、米国予防サービスタスクフォース（USPSTF）の報告によると、心血管疾患の10年リスクが10％以上、および消化管出血や脳出血などのリスクの危険性が高くない、50歳から69歳の患者を対象に、心血管疾患および大腸がんを予防するためには、低用量のアスピリン内服を考慮すべきであると推奨しています(59)。

日本でも、Ishikawa らの研究(60)により、このアスピリン（低用量アスピリン腸溶解錠（100㎎／day））の服用が、大腸腺腫の再発リスクを約40％減少（非喫煙者では60％以上減少）することを明らかにしました。

そのような報告から、このアスピリンが大腸がんの発生を予防する可能性があるため、現在、わが国で大腸腫瘍患者へのアスピリン（100㎎／day）による発がん予防大規模臨床試験が行われています。

この臨床試験の結果から、どのような人たちにアスピリンが有効で安全に服用できるかを解析できれば、近い将来、大腸がん発生を抑え、有用な予防医療となることが期待されます。

●大腸腫瘍患者に対するクルクミンの発がん予防臨床試験（J-CAP-C）

この臨床試験は、世界でも初めての試みで、食品であるクルクミンの服用による大腸腺腫の抑制効果を検討する研究です。

クルクミンは、カレーのスパイス中に含まれるポリフェノールと言われており、細胞増殖の抑制・アポトーシスを誘導するとされています（in vitro：イン・ビトロ／ヴィトロ）。

ちなみに、カレーを高頻度に食べているインドでは大腸がんの罹患率が低いと報告され、また、家族性大腸腺腫症の患者にクルクミン（及びクオセチン）を6カ月間投与したところ、ポリープの数、大きさともに50％以上減少することが報告されました(61)。

その結果、クルクミンが大腸腫瘍・腺腫に対する抑制効果の可能性を期待しますが、その効果を証明した臨床試験はこれまでに行われていません。

食品であることから副作用もほとんどなく、安全性は非常に高く、このクルクミンの発がん予防臨床試験は大変興味深く、今後の大腸がん予防につながる可能性を秘めています。

私も、これら二つの臨床試験に微力ながらも参加しており、大腸がん撲滅を目指しています。

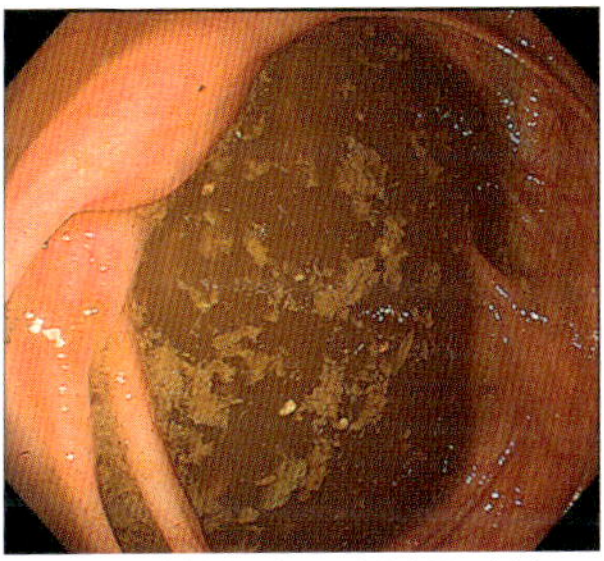

図１：前処置不良の便残渣多量の症例

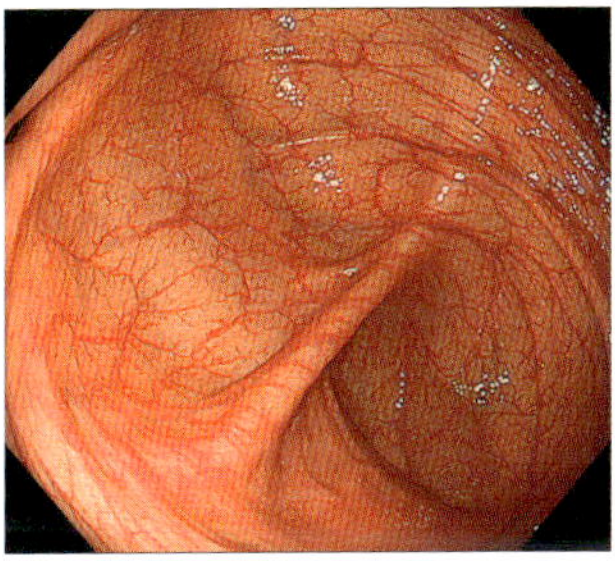

図２：前処置良好な症例

症例１：前処置の比較 (回盲部の白色光観察)

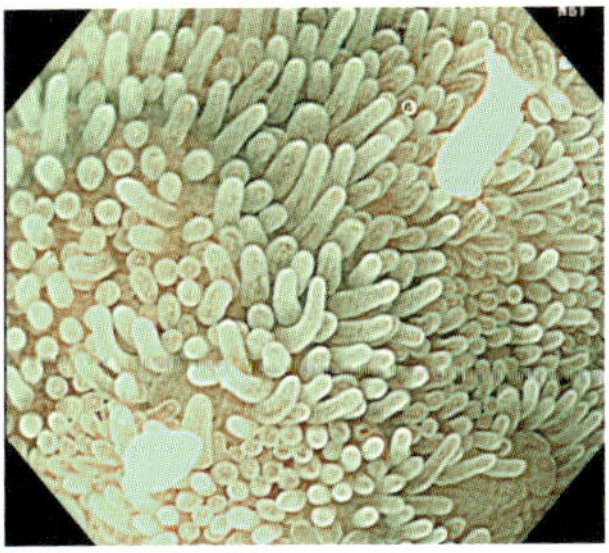

症例２：小腸の絨毛
(回腸終末部のNBI 観察強拡大像)

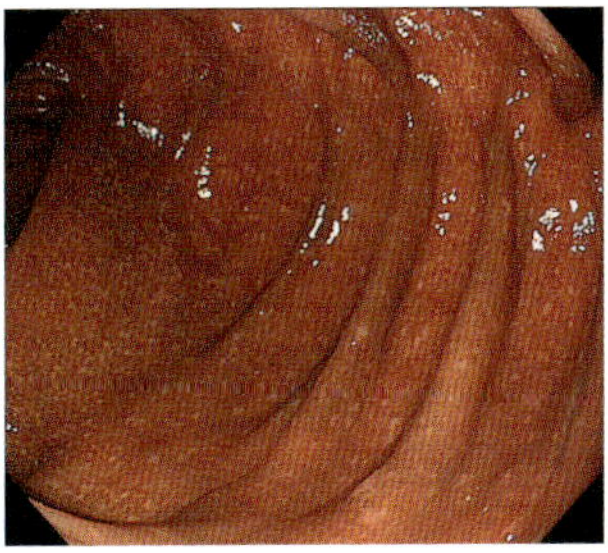

症例３：メラノーシスの症例
(上行結腸の白色光観察)

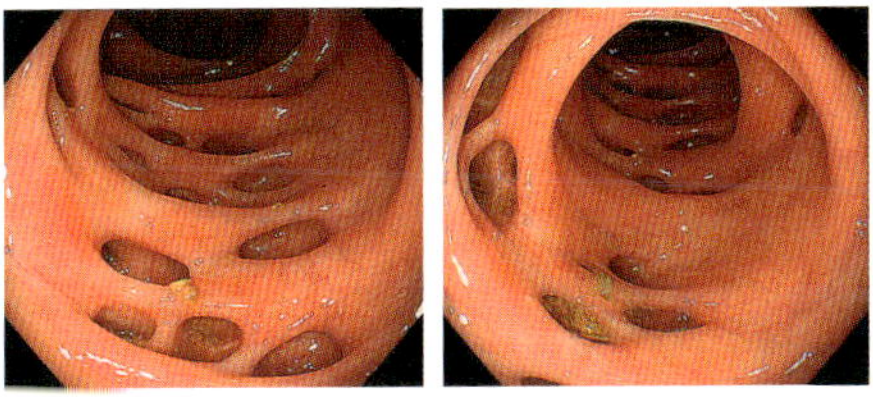

症例４：大腸憩室
(上行結腸の白色光観察)

憩室内に便が埋没するため
コロコロとした排便と
なることが多い

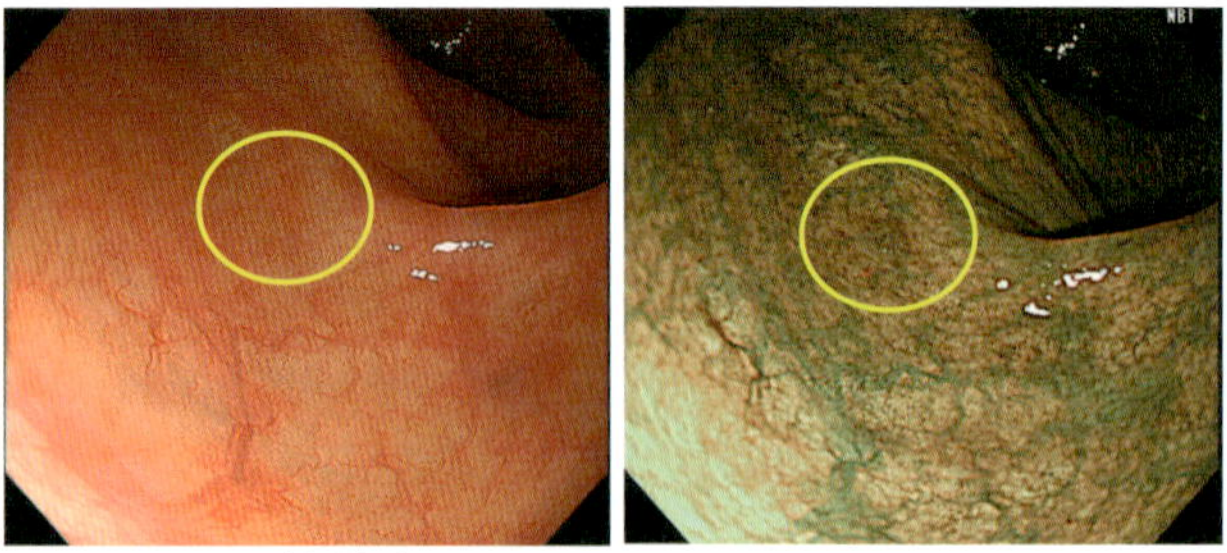

図１：白色光観察　　　　　　図２：NBI 観察

NBI観察でわずかな異型血管の増生に着目することで、
白色光観察と比べて NBI観察の方が病変を発見しやすい（黄色枠内）

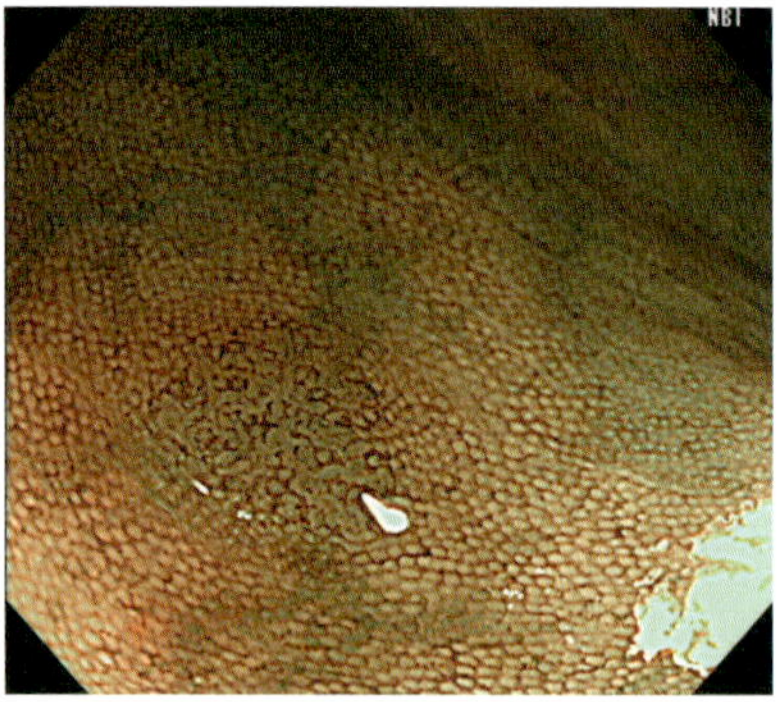

図３：黄色枠内のNBI 拡大観察

観察される整な血管所見(JNET分類 Type2A)から良性の腺腫と
診断

症例５：横行結腸に認めた大きさ2mmの平坦型・IIb 型腺腫

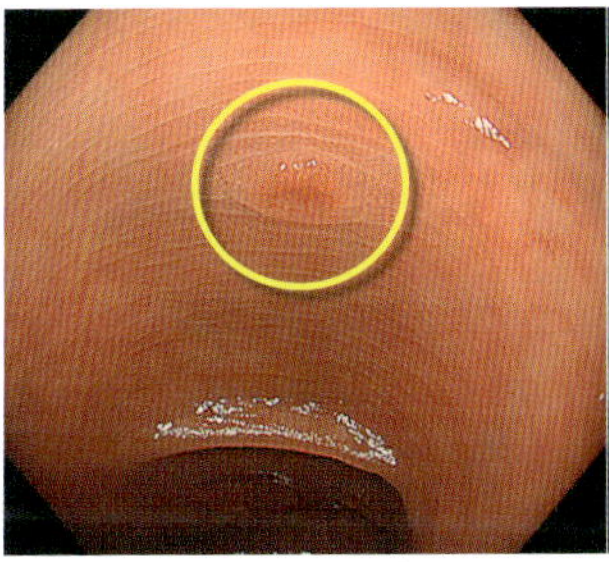

図1：白色光観察

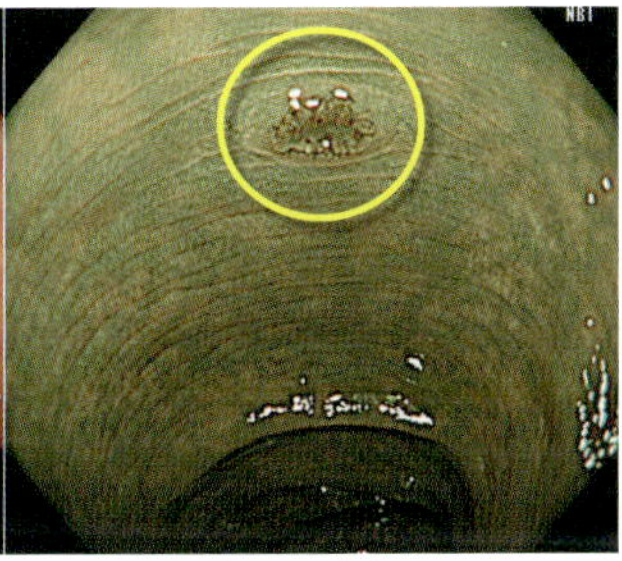

図2：NBI 観察

NBI 観察でO-ring signに着目することで、
白色光観察と比べて NBI 観察の方が病変を発見しやすい（黄色枠内）

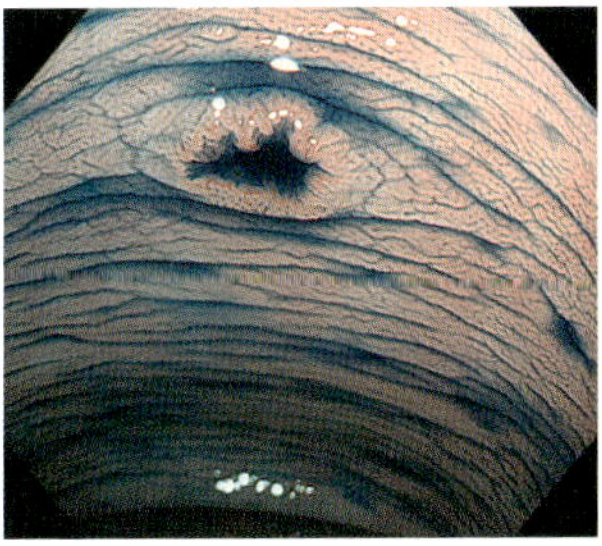

図3：色素を多く溜めた観察

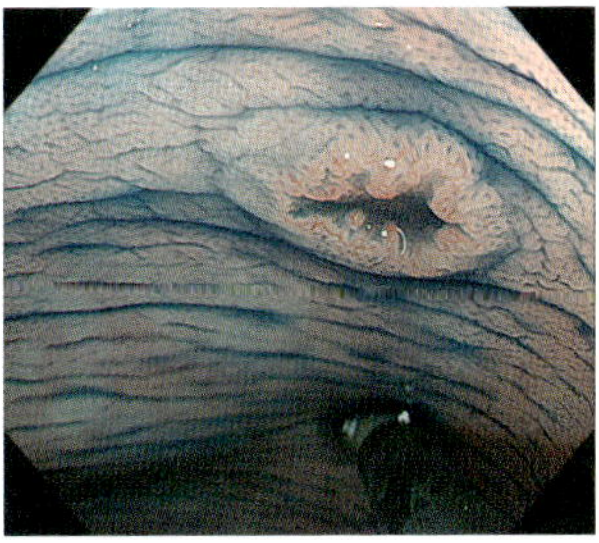

図4：色素を少なく溜めた観察

図3と図4を比較しても、段差を有する星芒状陥凹が
きちんと観察されることから、陥凹型・IIc 型と診断

症例6：S状結腸に認めた大きさ4mmの陥凹型・IIc 型腺腫

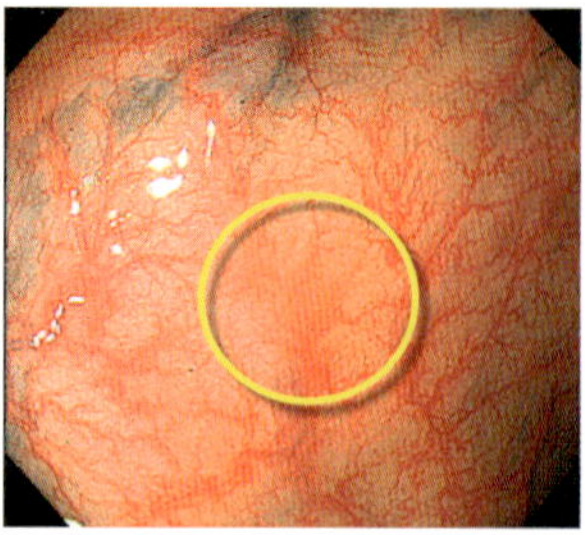

図１：白色光観察

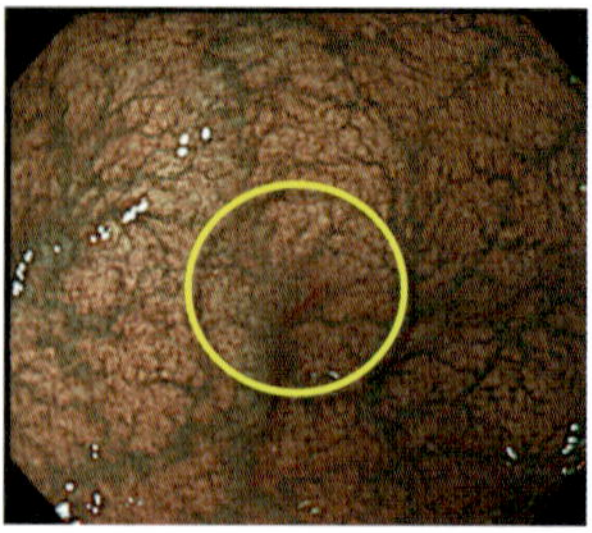

図２：NBI 観察

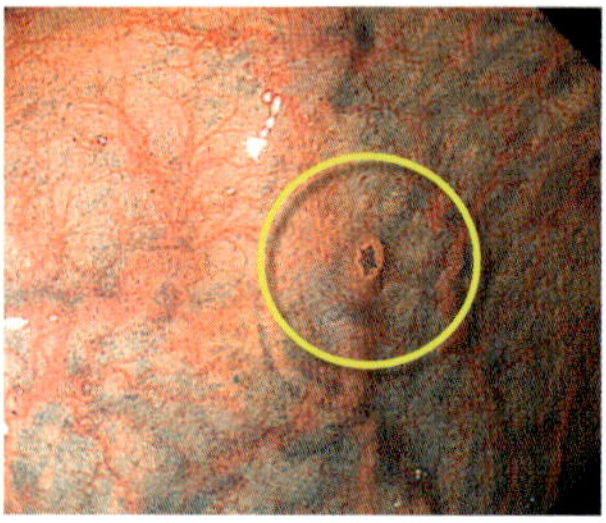

図 3：インジゴカルミン散布の
色素観察遠景像 （星芒状陥凹が観察される）

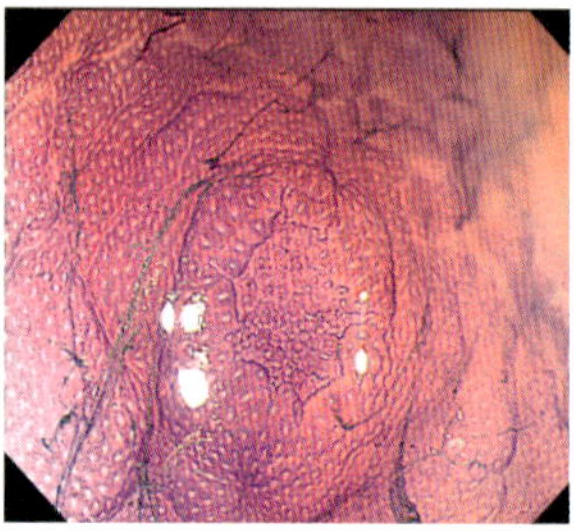

図４：図1,2,3の黄色枠内のクリスタルバイオレット染色下の色素観察強拡大像
（IIIs 型 pit patternが観察され良性の腺腫と診断）

症例７：S 状結腸に認めた大きさ 2 mm の 陥凹型・IIc 型 腺腫

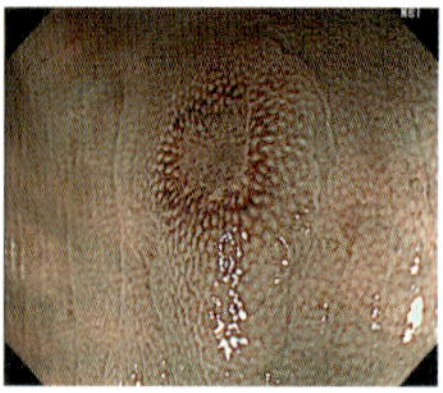

図５ O-ring sign （NBI 観察強拡大像）

症例８：NBI観察にて陥凹型・IIc型 微小病変の発見

白色光観察では発見が困難な陥凹型病変は、
NBI 観察にてO-ring sign に着目することで
発見がしやすくなる （図2,5）

陥凹面を囲んでいる反応性の辺縁隆起部が
Brownish に観察される所見をO-ring sign (15)
という

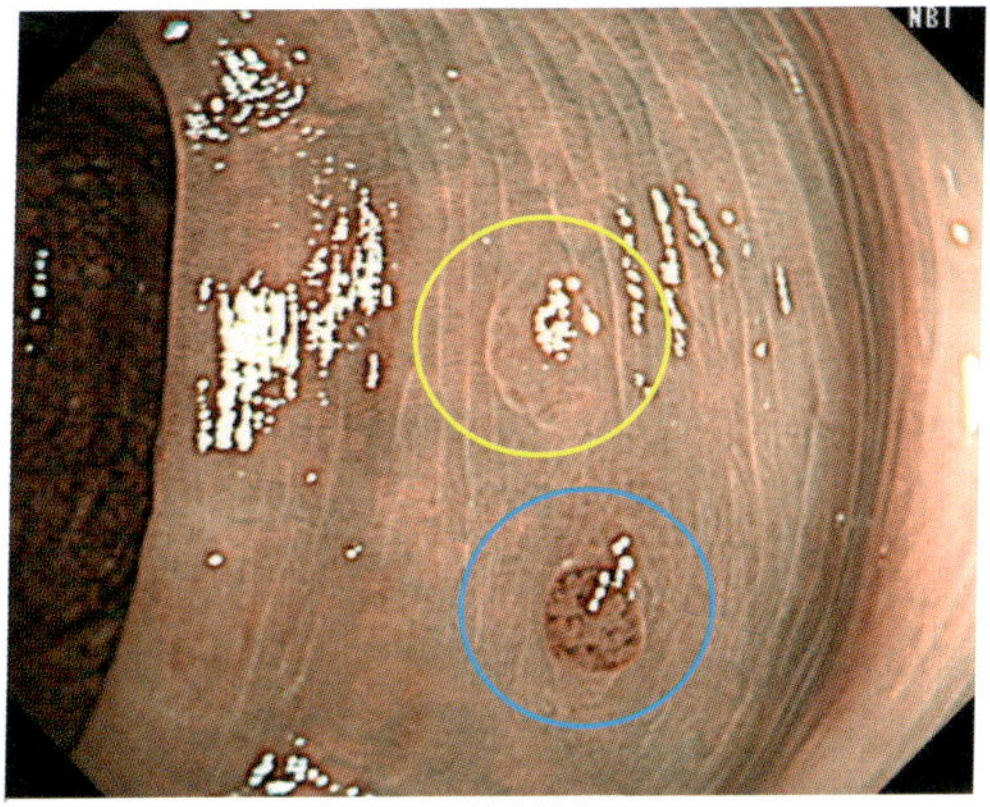

図1：NBI観察近接像

黄色枠内の上段ポリープも青色枠内の下段ポリープも、
大きさ3mmの平坦型・IIa型のポリープ

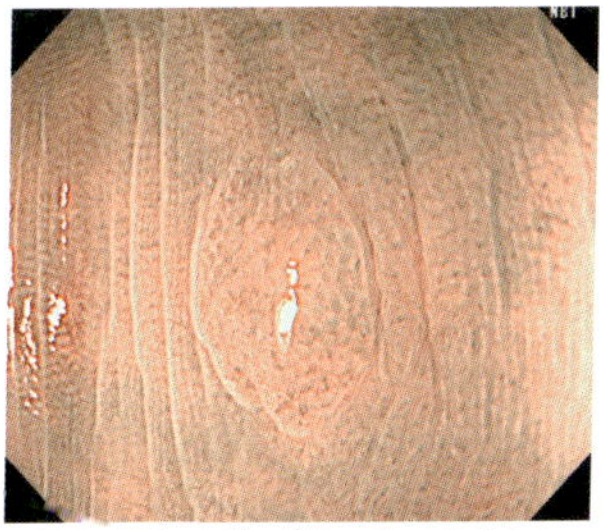

図2：図1の上段のポリープ・黄色枠内のNBI観察強拡大像：血管が視認できない所見(JNET分類Type1)から非腫瘍性の過形成性ポリープと診断

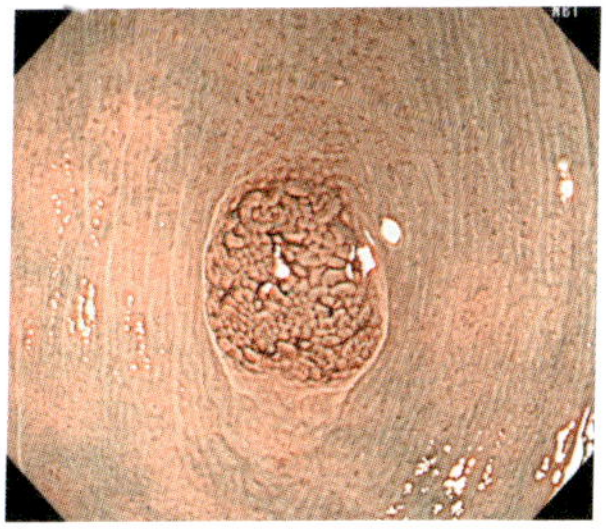

図3：図1の下段のポリープ・青色枠内のNBI観察強拡大像：整な血管所見(JNET分類Type2A)が観察されることから良性の腺腫と診断

症例9　腫瘍・非腫瘍の質的診断

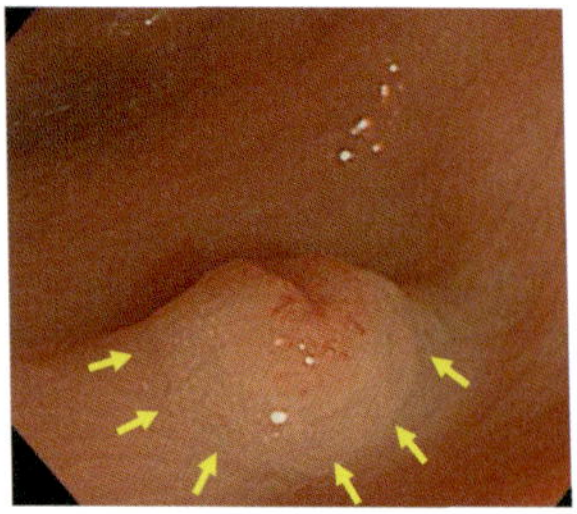

図１：白色光観察近接像

病変全体像および病変周囲正常粘膜の性状を観察すると黄色矢印の部分で緊満所見を伴う粘膜下膨隆所見を認める

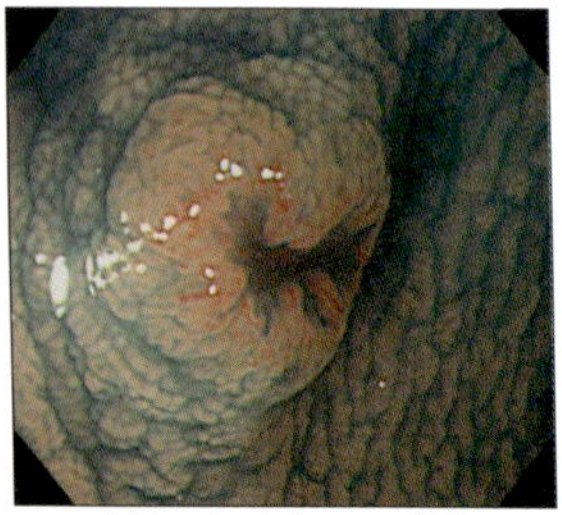

図２：インジゴカルミン散布の色素観察弱拡大像

段差のある陥凹境界線および陥凹面を明瞭に認める

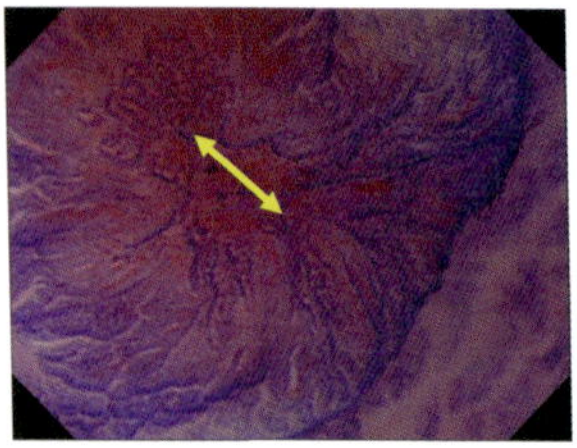

図３：クリスタルバイオレット染色下の 色素観察強拡大像

陥凹面の中の一段深い小さな陥凹部で、V_N 型 pit patternが観察された（黄色矢印）

以上の内視鏡所見より、SM高度浸潤がんを確診し、治療方針は腹腔鏡下手術とした。

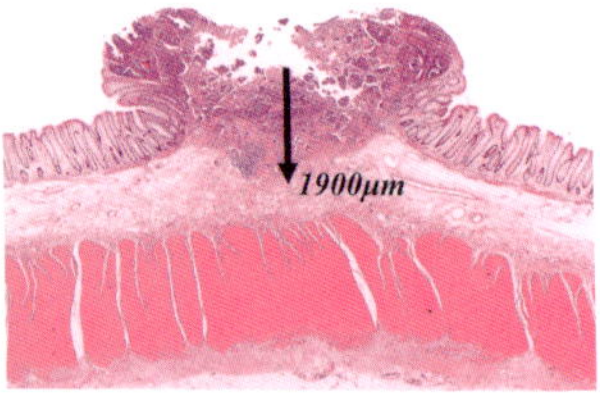

図 4：病理組織像：ルーペ像（H.E.染色）

中分化管状腺がんからなるSM 高度浸潤がんで、粘膜筋板は完全に破壊・断裂され、がん表層部より浸潤最深部までを測定し1900 μmであった（黒色矢印）

SM 先進部は低分化腺がんで、脈管侵襲陽性（リンパ管侵襲２＋、静脈侵襲１＋）だったが、リンパ節転移は陰性であった

以上より、大きさ 5mm の小さなポリープであったが、的確な拡大内視鏡診断により適切な治療方針が選択できた

症例10：S状結腸に認めた大きさ 5mm の陥凹型・Ⅱa＋Ⅱc 型 SM 高度浸潤がん

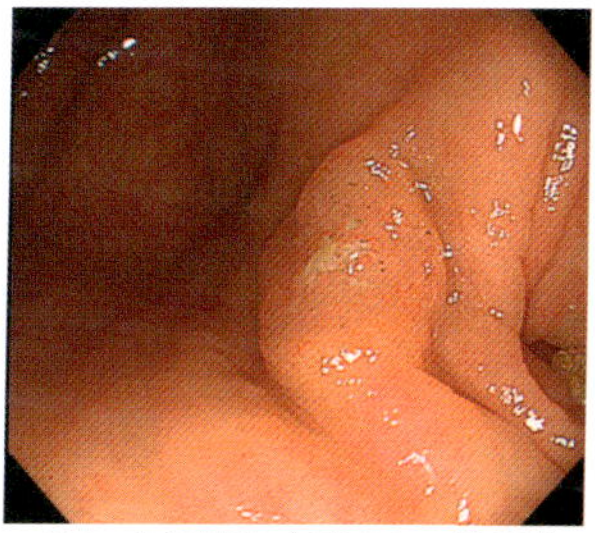
図１：白色光観察（大腸ポリープ発見時）

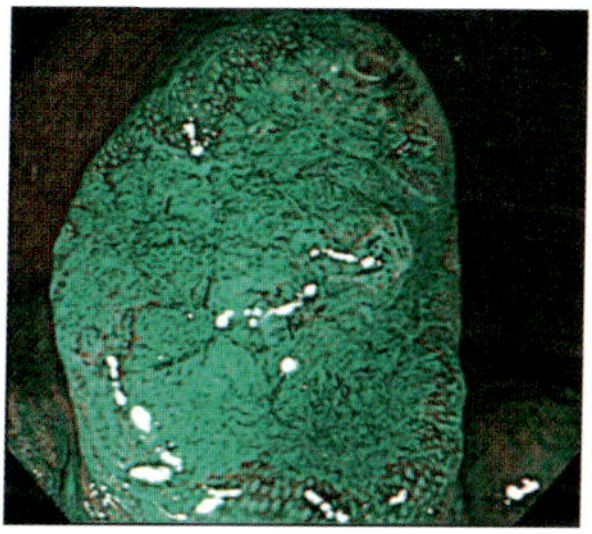
図２：NBI観察弱拡大像

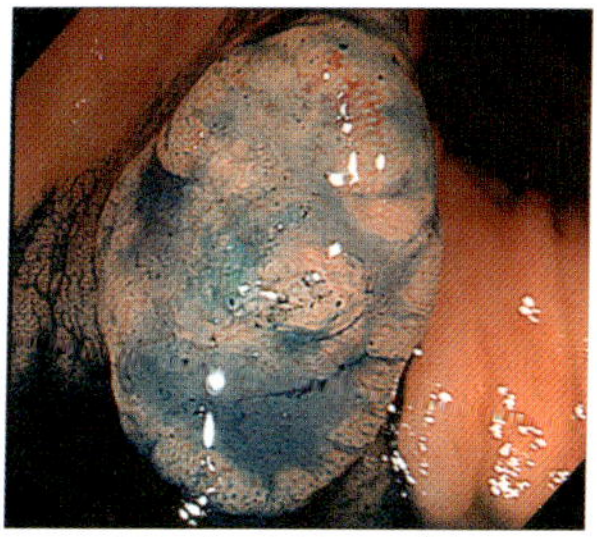
図３：インジゴカルミン散布
の色素観察弱拡大像

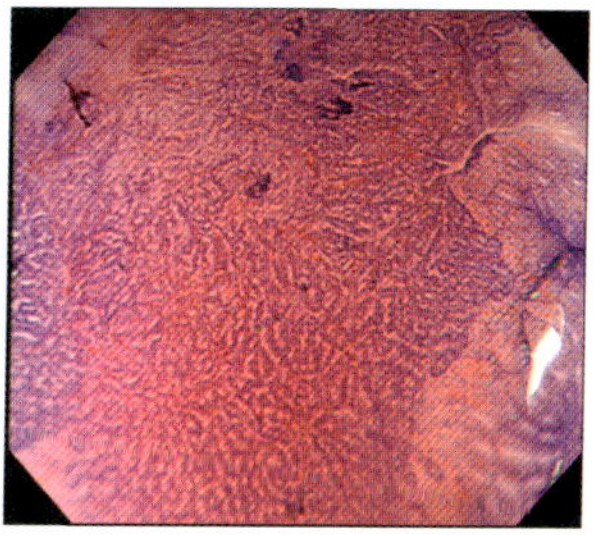
図４：クリスタルバイオレット染色下
の色素観察強拡大像

＊扁平隆起性病変に陥凹面を認めるIIa+IIc型の陥凹型病変

図２，３：陥凹面と陥凹内隆起を認める
図２：不整な血管所見の中に疎血管野領域を認め JNET 分類のType 3 と診断
図４：VI型高度不整のpit patternを認め、その領域内にIrregular Micro pit pattern (IM pit pattern)が観察された
以上の内視鏡所見より、
中分化管状腺がんからなるSM高度浸潤がんを確診し、治療方針は腹腔鏡下手術とした

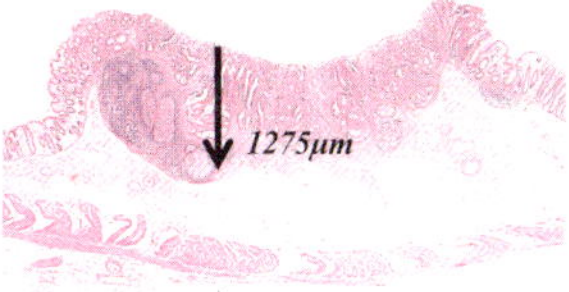

図５：病理組織像ルーペ像（H.E.染色）

図５：中分化管状腺がんからなるSM高度浸潤がん（1275μｍ）、リンパ節転移は陰性であった

症例11：上行結腸に認めた大きさ 9mm の陥凹型・Ⅱa＋Ⅱc 型 SM 高度浸潤がん

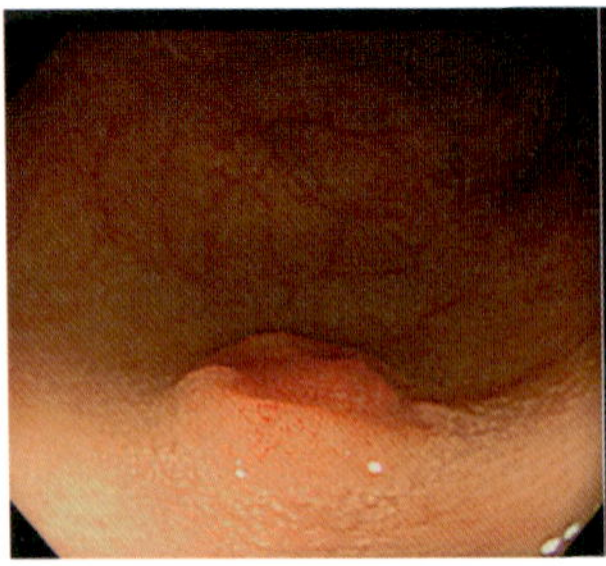

図１：白色光観察（大腸ポリープ発見時）

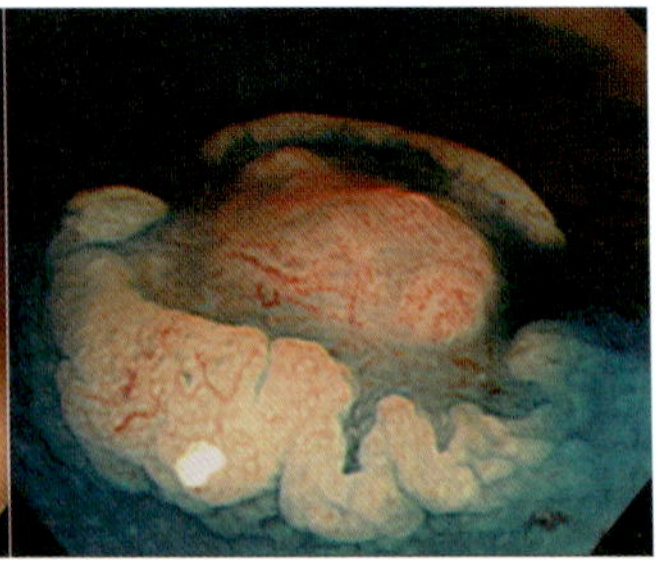

図２：インジゴカルミン散布
の色素観察弱拡大像

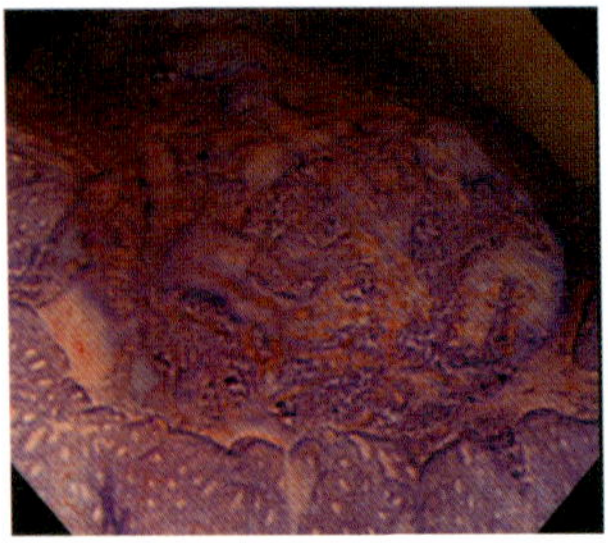

図３：クリスタルバイオレット染色下
の色素観察強拡大像

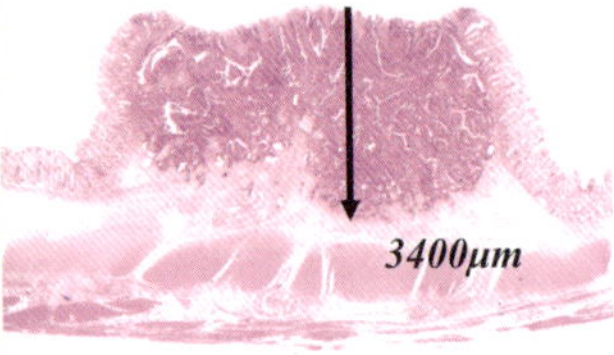

図４：病理組織像：ルーペ像（H.E.染色）

＊扁平隆起性病変に陥凹面を認めるIIa+IIc型の陥凹型病変

図２：陥凹面と陥凹内隆起を認める

図３：陥凹面と陥凹内隆起部に一致してVI型高度不整のpit patternを認め、その領域内にIrregular Micro pit pattern（IM pit pattern）が観察された

以上の内視鏡所見より、中分化管状腺がんからなるSM高度浸潤がんを確診し、治療方針は腹腔鏡下手術とした。

図４：直接のがんの浸潤は、中分化管状腺がんからなるSM 高度浸潤がんで、粘膜筋板は完全に破壊・断裂され、がん表層部より浸潤最深部までを測定し3400 μｍであった（黒色矢印）
SM 先進部は低分化腺がんで、固有筋層内にてリンパ管侵襲２＋を認め、リンパ節転移が陽性であった

症例12：直腸に認めた大きさ 9mm の陥凹型・Ⅱa＋Ⅱc 型の形態を呈した 進行がん

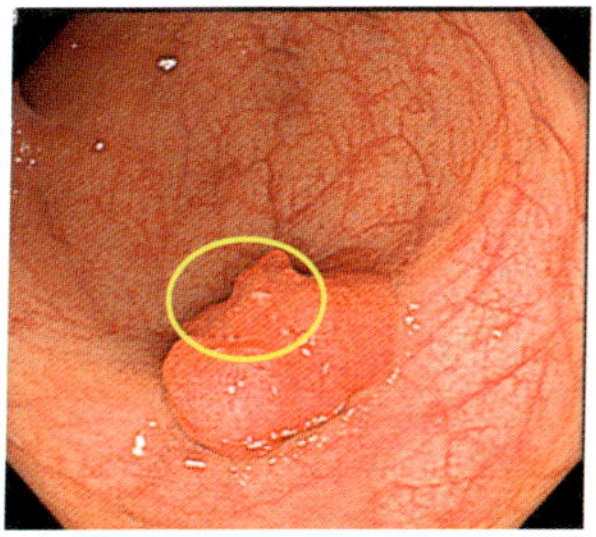

図1：白色光観察遠景像（大腸ポリープ発見時）

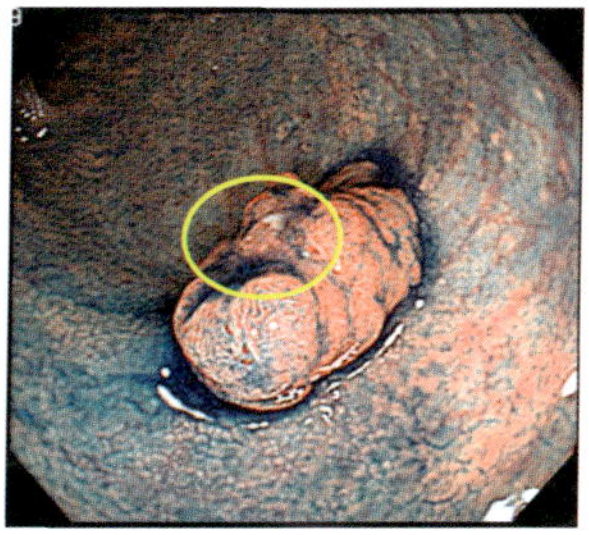

図2 ：インジゴカルミン散布の色素観察遠景像

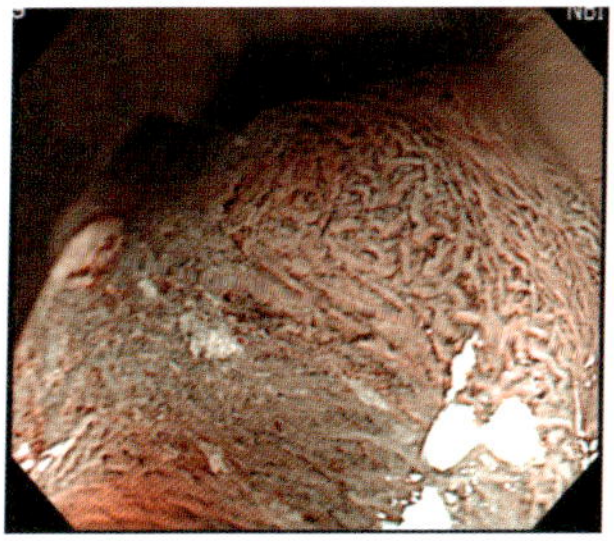

図3：図1,2 の黄色枠内のNBI観察強拡大像

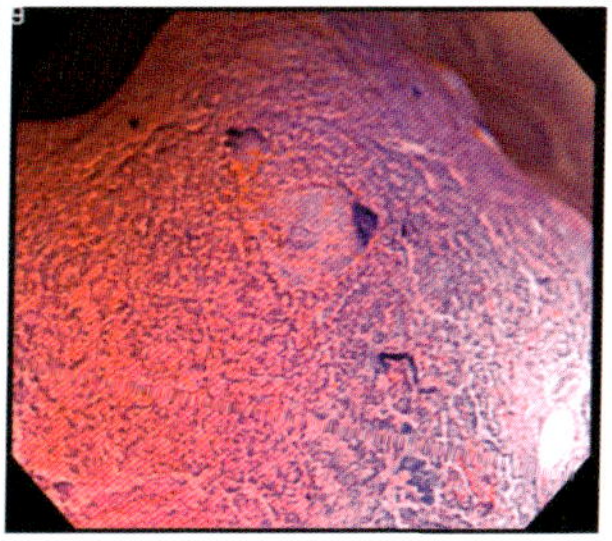

図4：図1,2 の黄色枠内のクリスタルバイオレット染色下の色素観察強拡大像

図１：表面の形状が凹凸不整（黄色枠内の部分）な隆起型大腸ポリープ
図２：色素散布にて表面の凹凸不整や陥凹面（黄色枠内の部分）が明瞭に観察され、この陥凹部でがんを強く疑う
図３：図１、２の黄色枠内の部分のNBI拡大観察では、JNET分類のType3と診断し、SM高度浸潤がんと診断する
図４：図１、２の黄色枠内の部分のクリスタルバイオレット染色下の拡大観察では、V$_I$型高度不整のpit patternを認め、その領域内でIrregular Micro pit pattern（IM pit pattern）が観察されたことから、中分化管状腺がんからなるSM高度浸潤がんと診断（確診）した以上の内視鏡所見から、治療方針は腹腔鏡下手術とした

＊隆起型が1cmを超えて大きくなり、表面凹凸不整部でSM高度浸潤がんになった症例

症例13：直腸に認めた大きさ 1.7 ㎝ の 隆起型・Is 型 SM高度浸潤がん

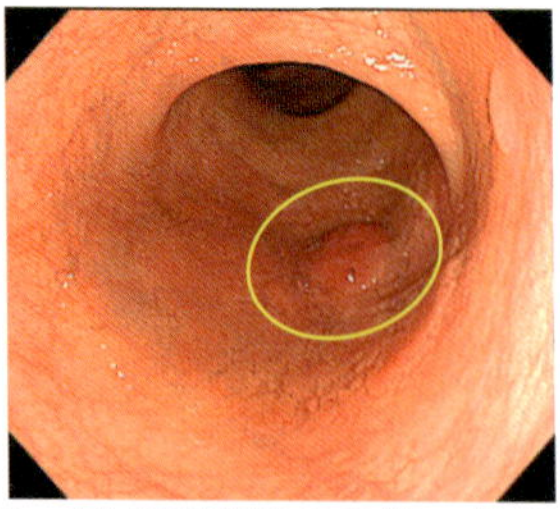

図1：白色光観察遠景像（大腸ポリープ発見時）

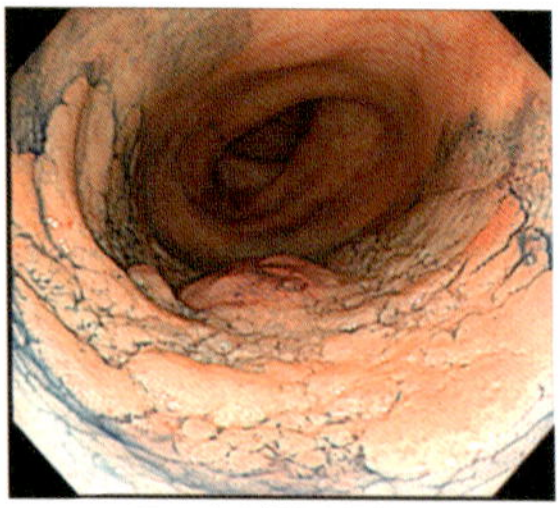

図2：色素観察中景像

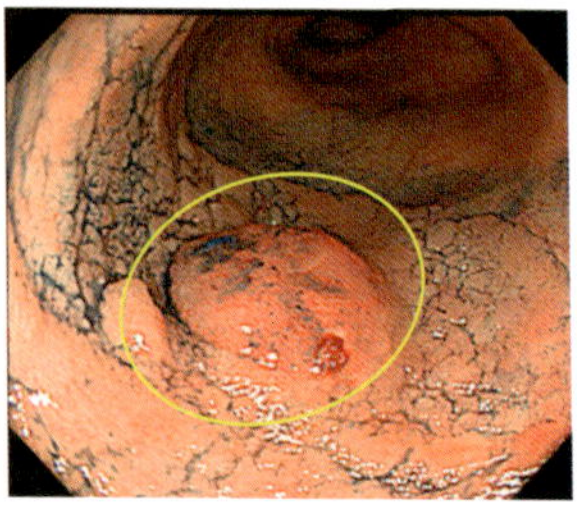

図3：色素観察近接像

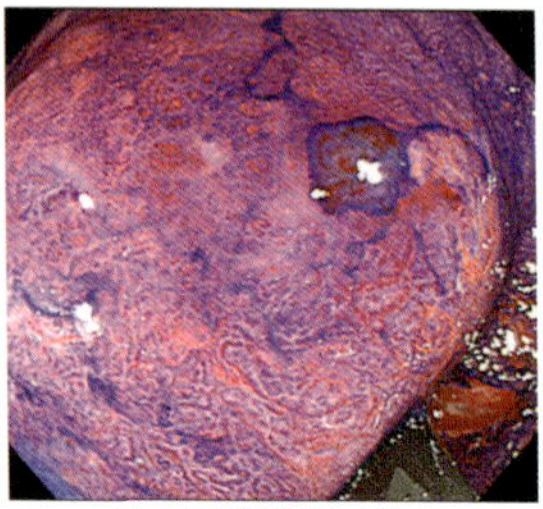

図4：色素観察強拡大像

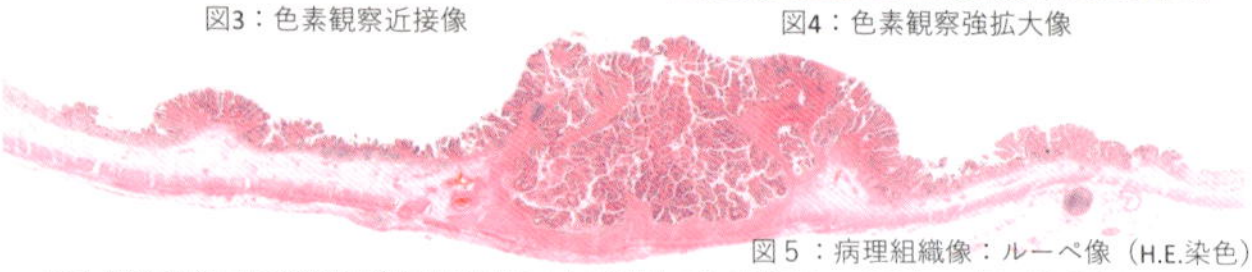

図５：病理組織像：ルーペ像（H.E.染色）

図１：発赤調が主体で辺縁部は褪色調に広がる大きく平坦な病変が観察され、病変内の一部ではなだらかに盛り上がる隆起部（黄色枠内）を認める

図２：平坦で側方に広がりながら発育する非顆粒型病変として観察され、いわゆるLST非顆粒型と診断

図３：この非顆粒型の平坦な病変の中に認められるなだらかに盛り上がる隆起部（非顆粒内隆起（黄色枠内））でSM高度浸潤がんを疑う

図４：非顆粒内隆起部（黄色枠内）に一致してV_I型高度不整およびV_N型pit patternが観察され、SM高度浸潤がんと診断（確診）し腹腔鏡下手術を選択

図5：平坦な部分は、高分化管状腺がんの粘膜内がんであるが、非顆粒内隆起部ではがんの粘膜下層から固有筋層への浸潤像を認め、進行がんであった
脈管侵襲陽性（リンパ管侵襲１＋、静脈侵襲２＋）の悪性度の高いがんではあったがリンパ節転移は陰性

症例14：S状結腸に認めた大きさ 5.4 cm の LST 非顆粒型の形態を呈した 進行がん

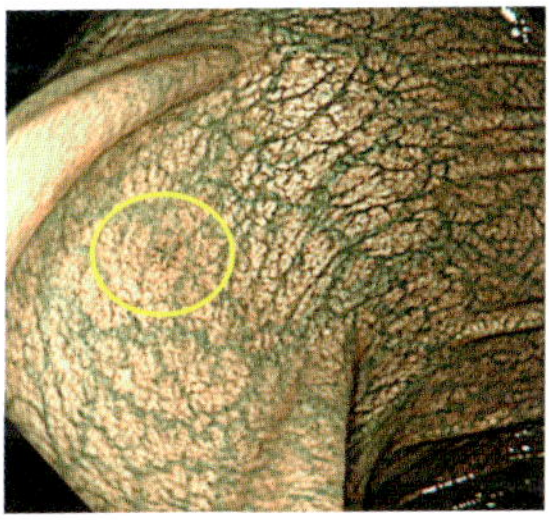

図１：NBI 抜去観察で病変を発見（黄色枠内）

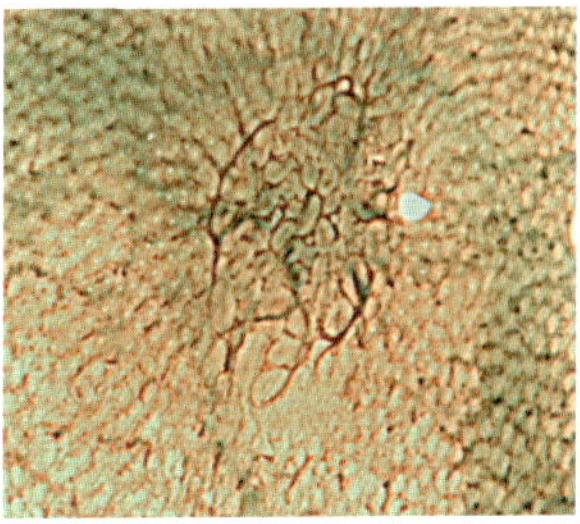

図２：NBI 拡大観察にて、整な血管所見(JNET分類 Type 2A)より良性の腺腫と診断

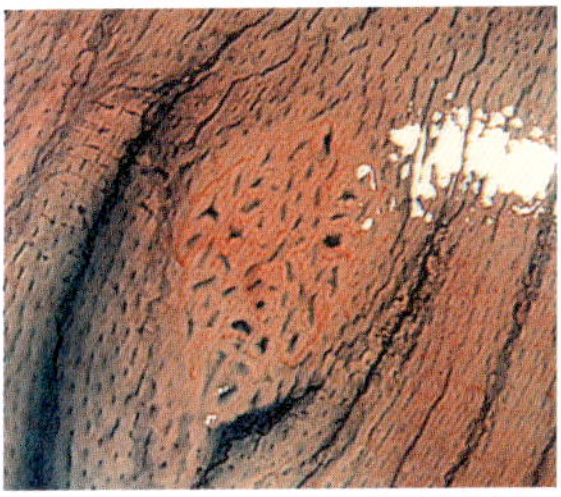

図３：インジゴカルミン散布の色素観察強拡大像にてIIIL 型 pit patternより良性の腺腫と診断

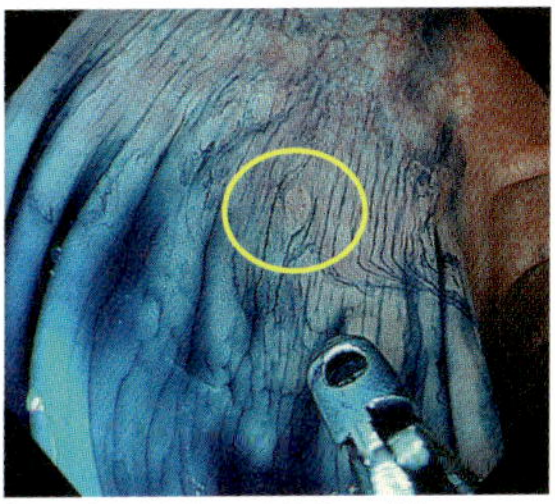

図４：大きさが 1mm から 2mm だと通常の生検鉗子を用いても切除が可能

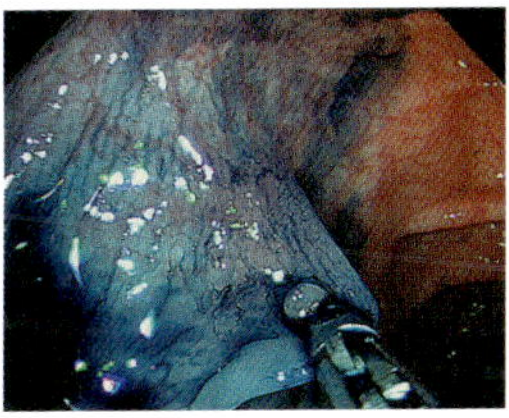

図５：この鉗子内にポリープを包み込んで切除

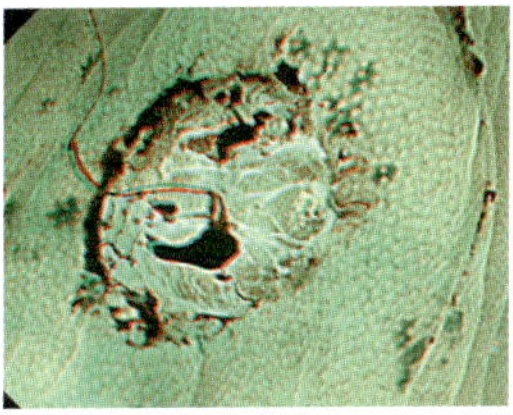

図６：切除後に水圧処置を行い、NBI 拡大観察にて切除断端陰性を確認（水深下のNBI観察強拡大像）

症例15：横行結腸の大きさ 1mm の平坦型・IIL型腺腫：Cold Forceps Polypectomy

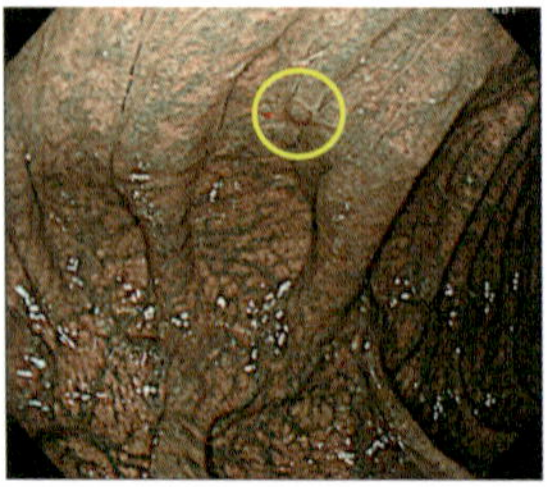

図１：NBI 抜去観察で病変を発見（黄色枠内）

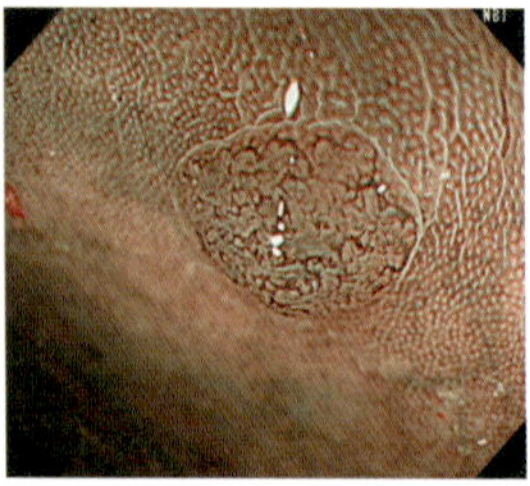

図２：図１の黄色枠内のNBI 観察強拡大像

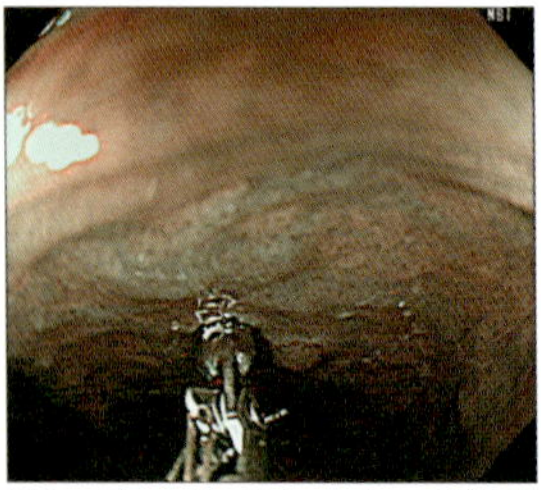

図３： ディスポーザブルのジャンボ鉗子を使用

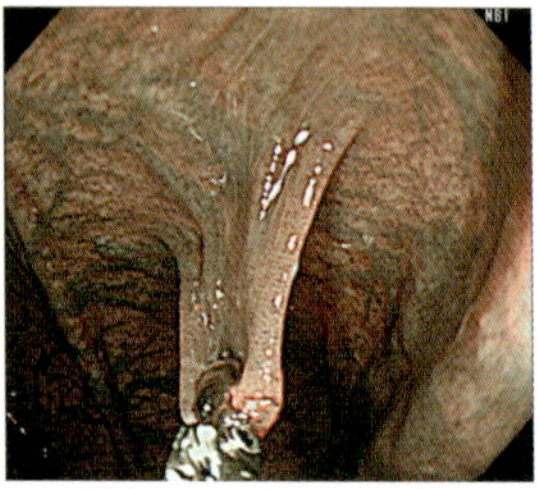

図４ ：ジャンボ鉗子で切除

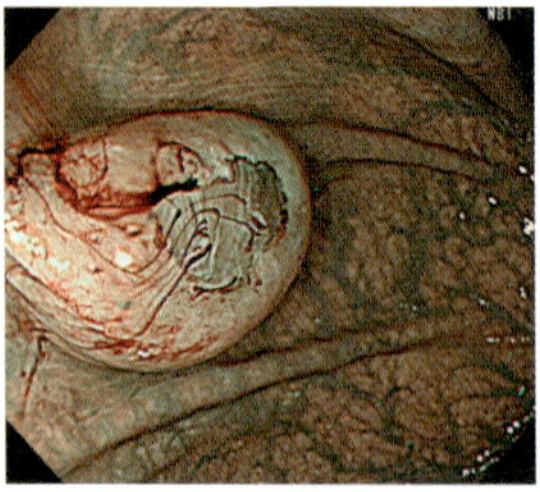

図５ ：切除潰瘍面

図１ ：わずかな異型血管の増生に着目することで、平坦型大腸ポリープを発見

図２ ：整な血管所見（JNET分類 type 2A）より良性の腺腫と診断

図３ ：ポリープの大きさに合わせてカップを開き切除の準備

図４ ：この鉗子内にポリープを包み込んで切除

図５ ：切除後に水圧処置を行い、NBI 拡大観察にて切除断端陰性を確認

症例16： 横行結腸の大きさ3mmの平坦型・IIa型腺腫：Cold Forceps Polypectomy

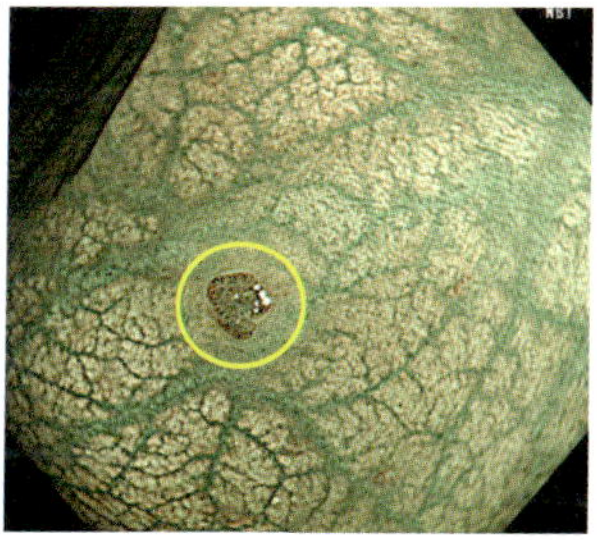

図１：NBI 抜去観察で病変を発見（黄色枠内）

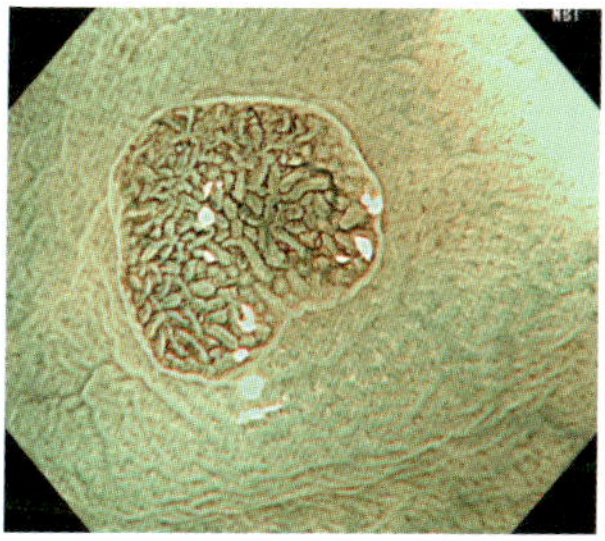

図２：図１の黄色枠内のNBI 観察強拡大像

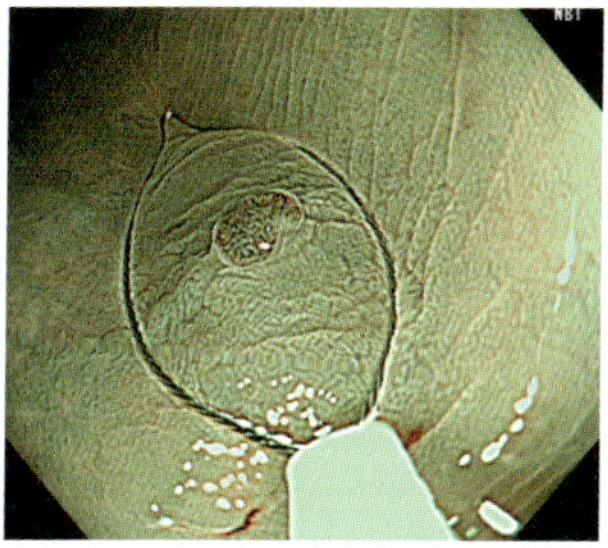

図３： ディスポーザブルのスネアを使用

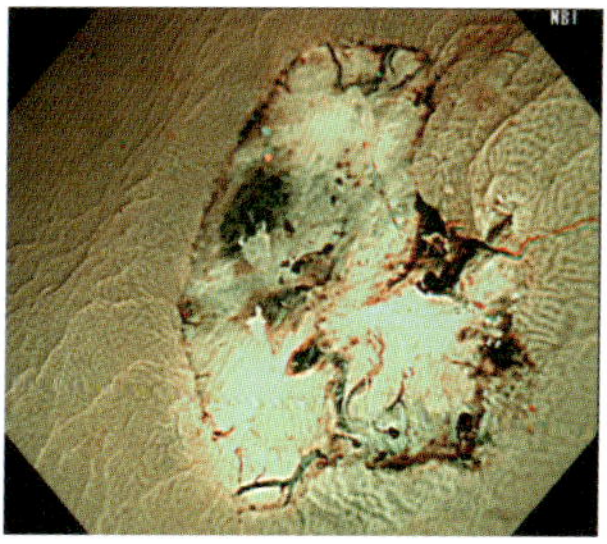

図４：CSP後の切除潰瘍面

図１：わずかな異型血管の増生に着目することで、平坦型大腸ポリープを発見

図２：NBI 拡大観察にて、整な血管所見（JNET分類 Type 2A）より良性の腺腫と診断

図３： ポリープの大きさより大きく合わせスネアというワイヤーを開き、切除の準備をする

図４：ポリープ周囲の正常粘膜ごと大きく切除する
切除後に水圧処置を行い、NBI 拡大観察にて切除断端陰性を確認

症例17：S状結腸の大きさ 4mm の平坦型・IIa 型 腺腫：Cold Snare Polypectomy

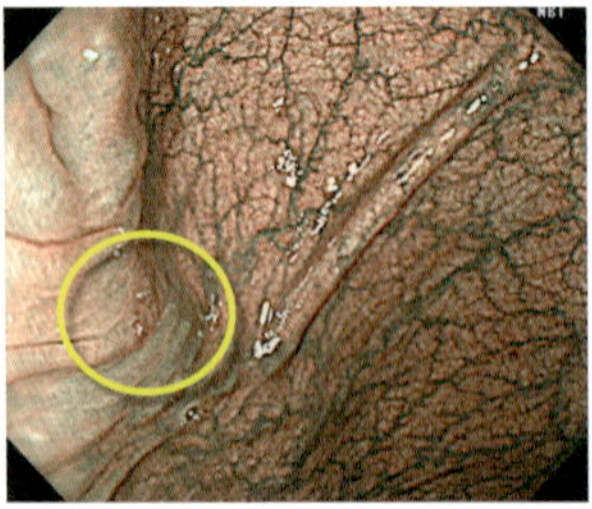

図１：NBI 抜去観察で病変を発見（黄色枠内）

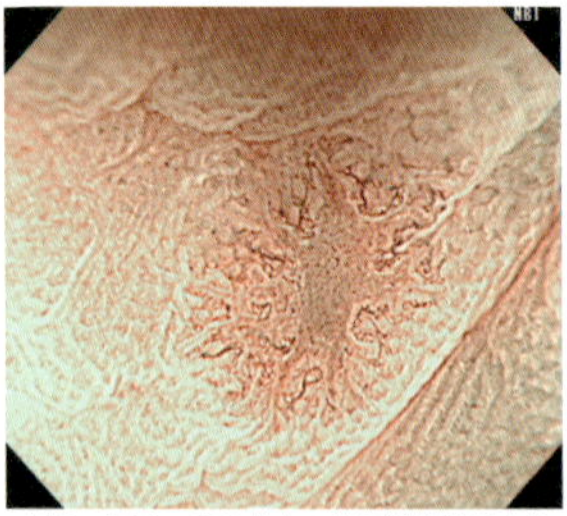

図２：図１の黄色枠内のNBI 観察強拡大像

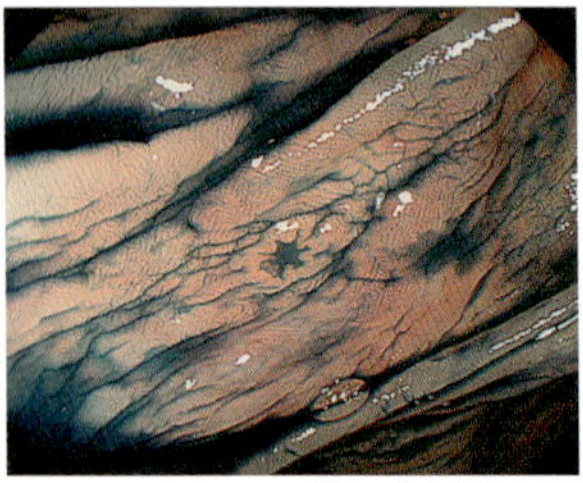

図３：インジゴカルミン散布の色素観察中景像

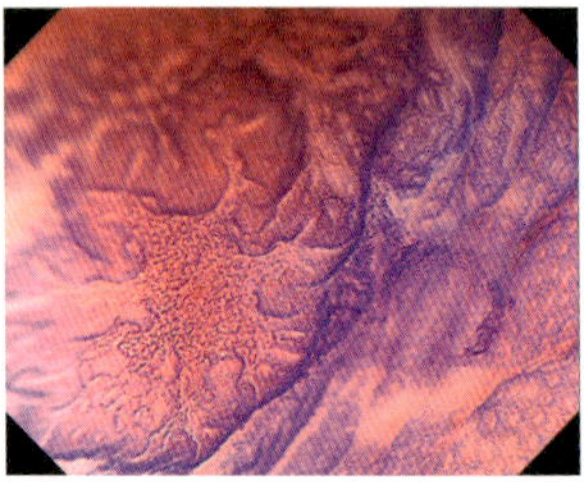

図４：クリスタルバイオレット染色下の色素観察強拡大像

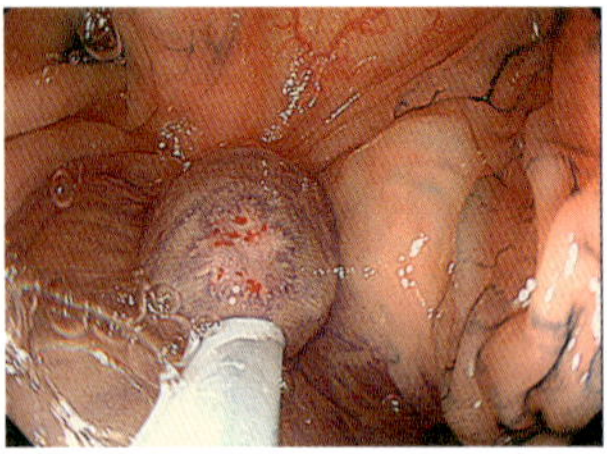

図５：局注で病変を盛り上げてからスネアリング

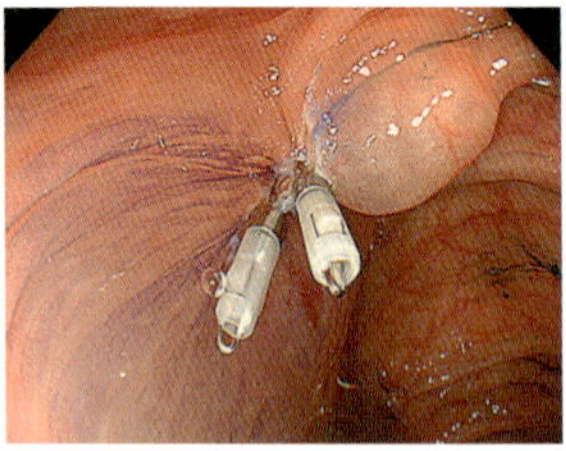

図６：EMR切除後にクリップ縫縮

症例 18：横行結腸の大きさ 2 mm の 陥凹型・IIc 型 腺腫：EMR

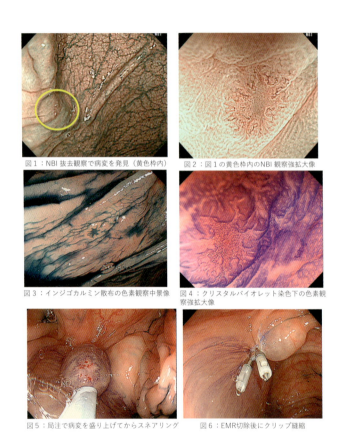

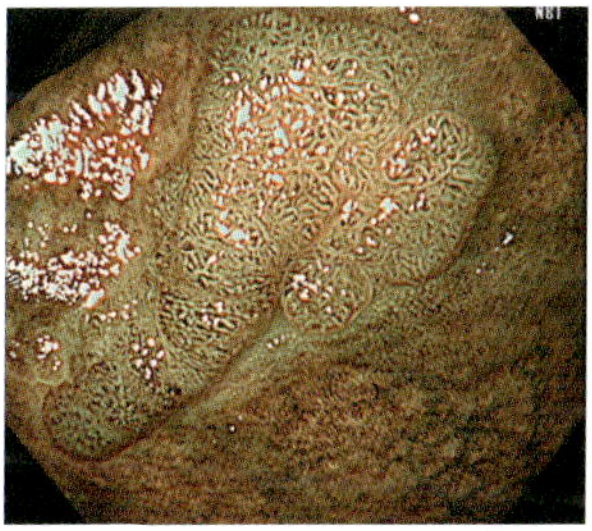

図１：平坦型・LST 非顆粒型ポリープ
NBI 拡大観察にて整な血管所見（JNET分類 Type 2A）より、良性の腺腫と診断し、内視鏡治療の適応病変となる

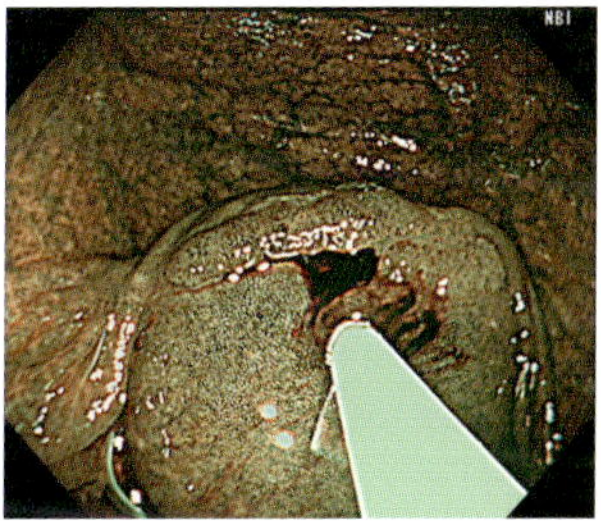

図２：ディスポーザブルの局注針を用いて内視鏡用粘膜下注入材を局注し、この平坦型ポリープ自体を盛り上げる

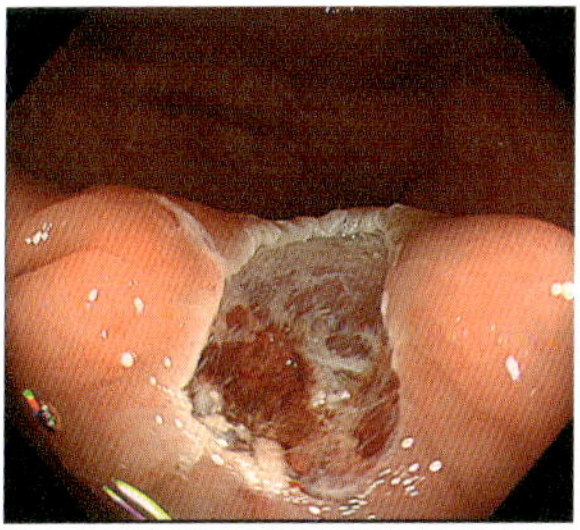

図３：盛り上がった平坦型ポリープの周囲正常粘膜ごと大きくディスポーザブルのスネアで絞扼し、高周波電流を使用して切除した潰瘍面

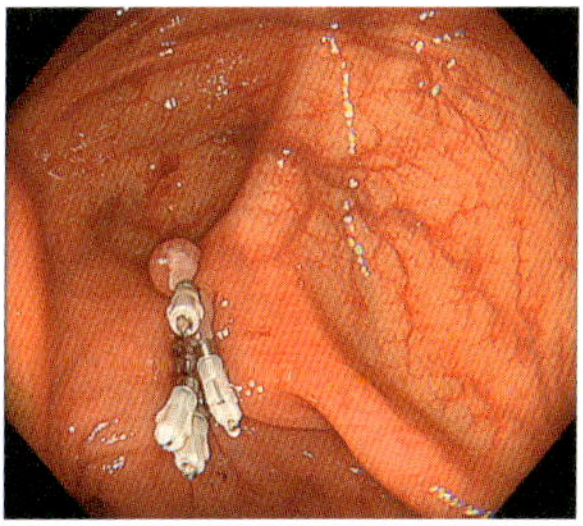

図４：図３の大きな切除潰瘍面をクリップで縫縮することで日帰り手術がより安全に可能となる

症例19：回盲部の大きさ2 cm の平坦型 ・ LST 非顆粒型 腺腫：EMR

＊大きさが 1 cm 以上であるため、腫瘍の表面構造にはがんの所見が認められなくても、ポリープの中で一部がん化している腺腫内がんの場合があるため、内視鏡治療の際には、一括でポリープを切除し、詳細な病理診断が必要となる
その結果、このポリープにはがん化の所見は認めなかった

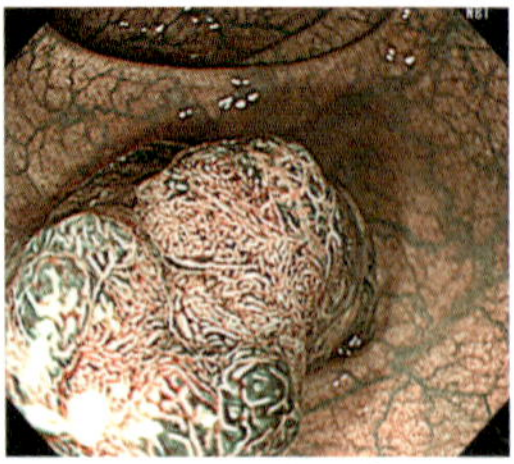

図１：隆起型・Isp 型ポリープ
NBI 拡大観察にて整な血管所見（JNET分類 Type 2A）より、良性の腺腫と診断し、内視鏡治療の適応病変となる

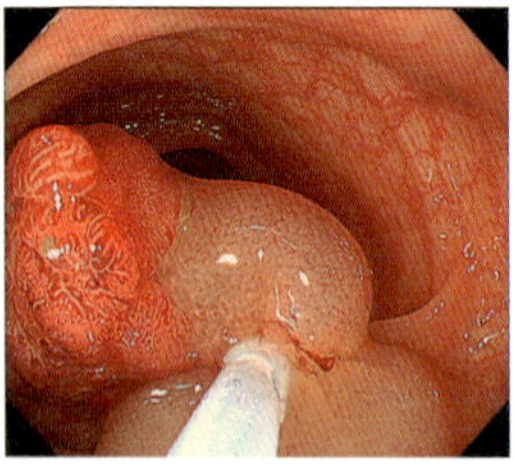

図２：ディスポーザブルの局注針を用いて内視鏡用粘膜下注入材を局注し、この隆起型ポリープ自体を盛り上げ、周囲正常粘膜ごと大きくディスポーザブルのスネアで絞扼し、高周波電流を使用して切除

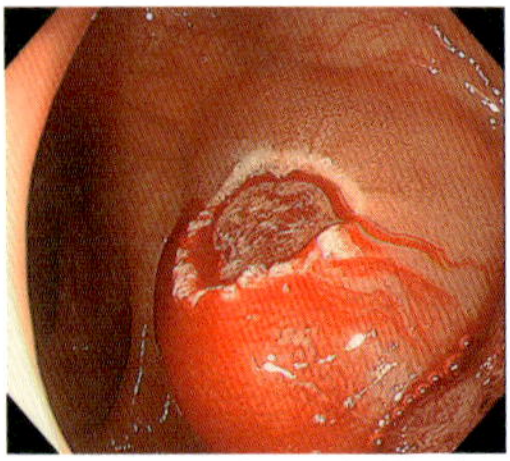

図３：切除後の潰瘍面から拍動性の出血を認める

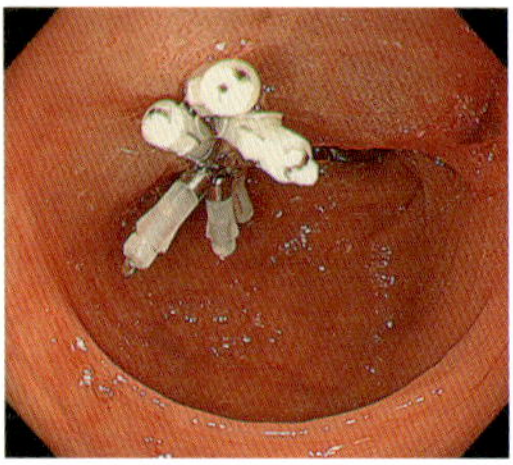

図４：拍動性の出血部位をクリップで止血後、クリップ６個を用いて縫縮ができたことから、日帰り手術がより安全に可能となる

症例 20：S状結腸の大きさ2.5 cm の隆起型・Isp 型 腺腫内がん: EMR

＊大きさが１cm 以上であるため、腫瘍の表面構造にはがんの所見が認められなくても、ポリープの中で一部がん化している腺腫内がんの場合があるため、内視鏡治療の際には、一括でポリープを切除し、詳細な病理診断が必要となる
その結果、このポリープにはがん化の所見を認め、腺腫内がん・粘膜内がんで、脈管侵襲もなく治癒切除となった

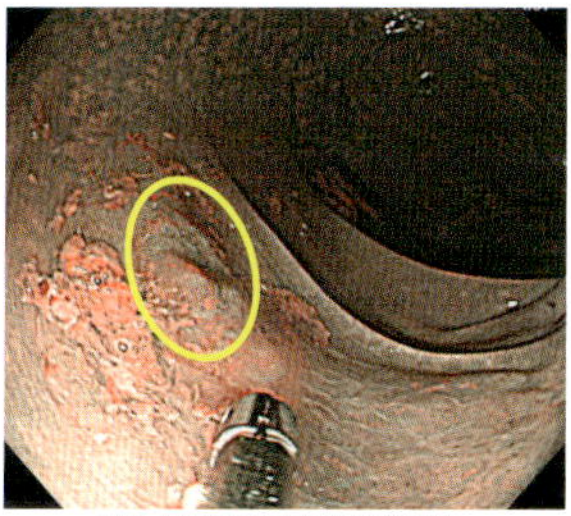

図1 NBI観察での病変発見時

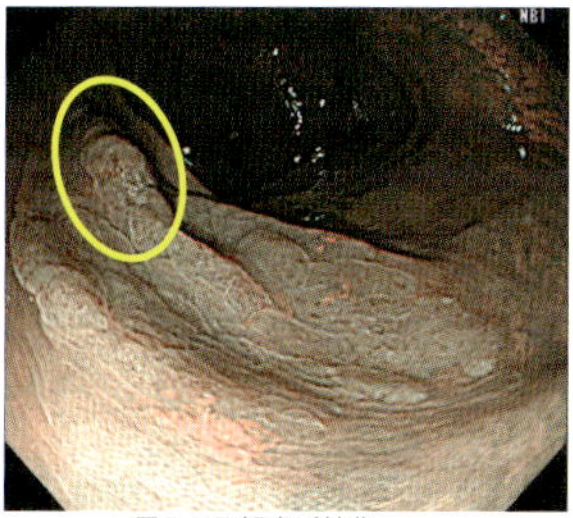

図2 NBI観察近接像

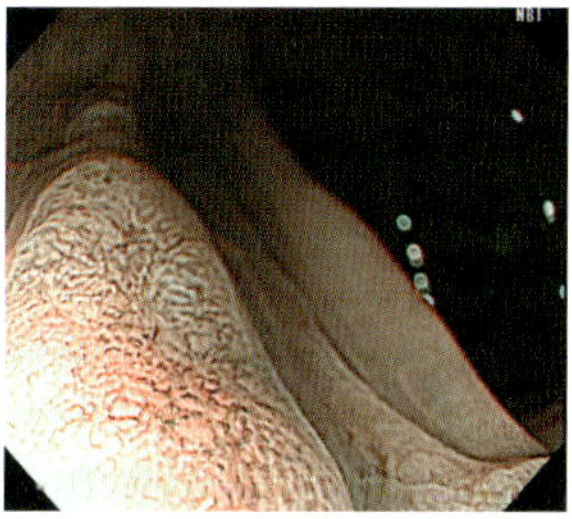

図3 図1,2の黄色枠内のNBI観察強拡大像

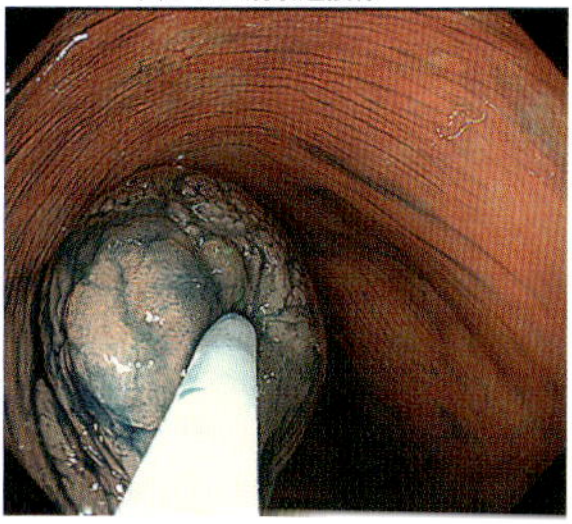

図4 図1,2の黄色枠内を中心に局注

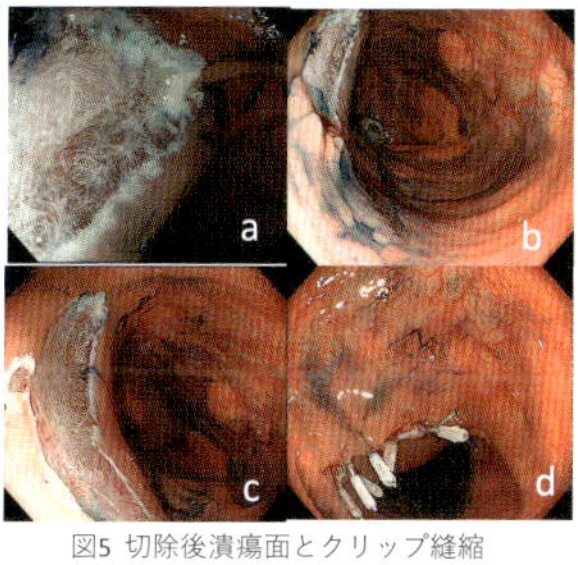

図5 切除後潰瘍面とクリップ縫縮

図1：粘液の付着で病変を発見

図1,2：平坦型のSSA/Pの一部に、目立った隆起性病変が観察される(黄色枠内)

図3：隆起性病変の頂部で観察される陥凹部で、不整な血管所見(JNET分類Type2B)を認め、粘膜内がんと診断

図4：粘膜内がんと推定した隆起性病変をEMRにて切除

図5a：切除後の潰瘍面

図5b,c,d：残りのSSA/Pの部分をEMRにて分割切除し、クリップ縫縮

症例21：横行結腸の大きさ1cmの平坦型のSSA/P（腺腫内がん・粘膜内がん）：EPMR

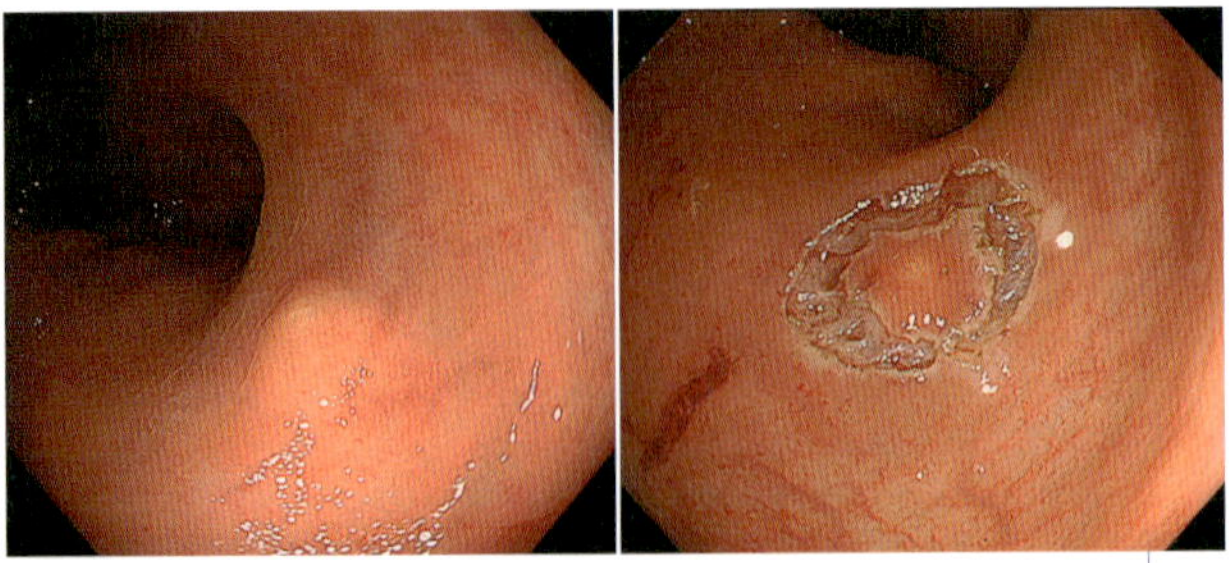

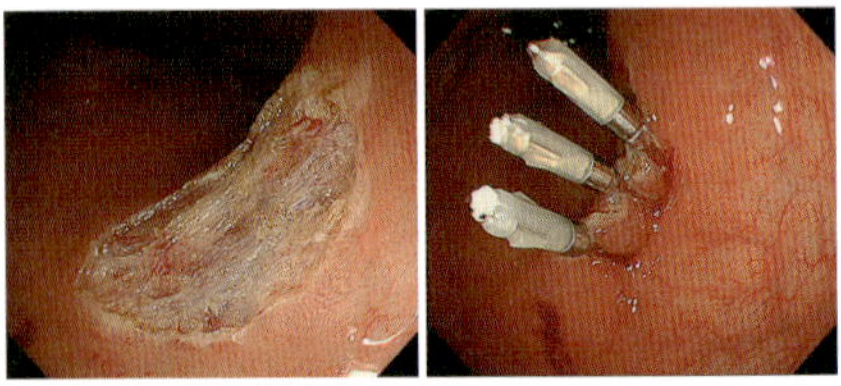

図1 図2
図3 図4

図１：通常光観察遠景像
図２：全周性切開
図３：一括切除後の潰瘍面
図４：図３の大きな切除潰瘍面をクリップで縫縮することで日帰り手術がより安全に可能となる

症例22：直腸の大きさ５mmの大腸神経内分泌腫瘍：Pre-cutting EMR

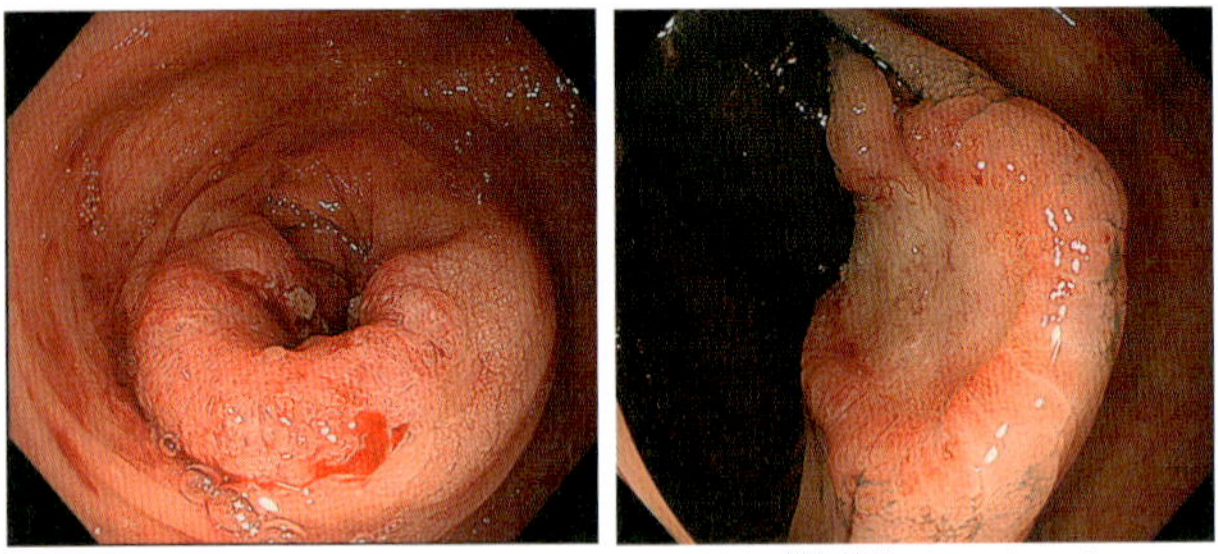

図１：S状結腸・3.5cm・Stage IIIa　　図２：横行結腸・2cm・Stage II

症例23：潰瘍限局型進行大腸がんの症例（通常光観察）：外科的手術（腹腔鏡下手術）

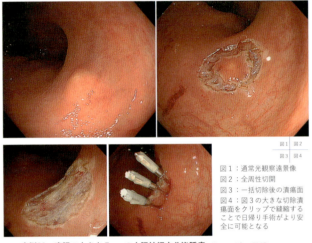

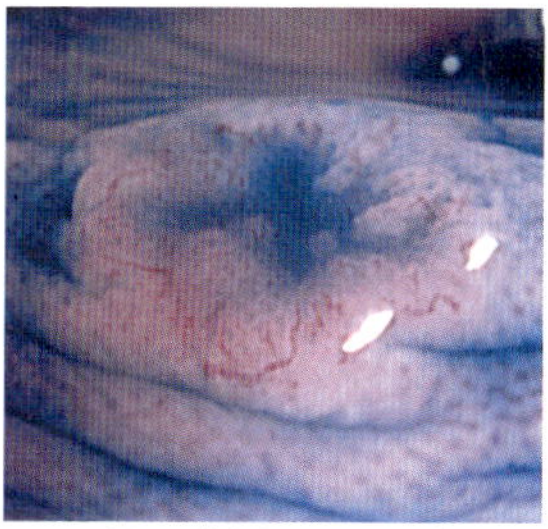

図１：大きさ2.7mmのIIc型
SM軽度浸潤がん

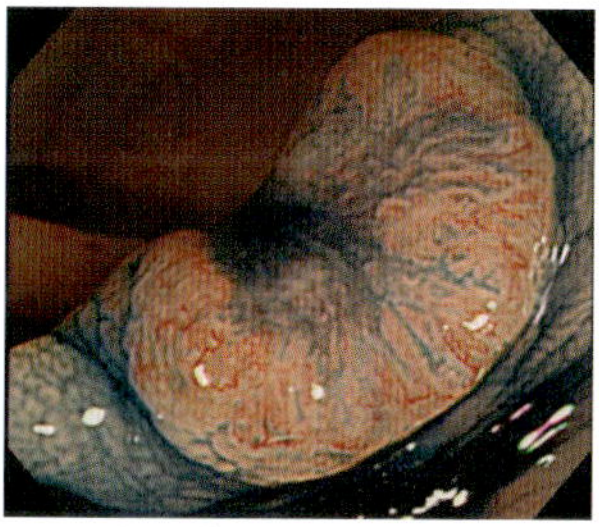

図２：大きさ6mmのIIa+IIc型
SM高度浸潤がん

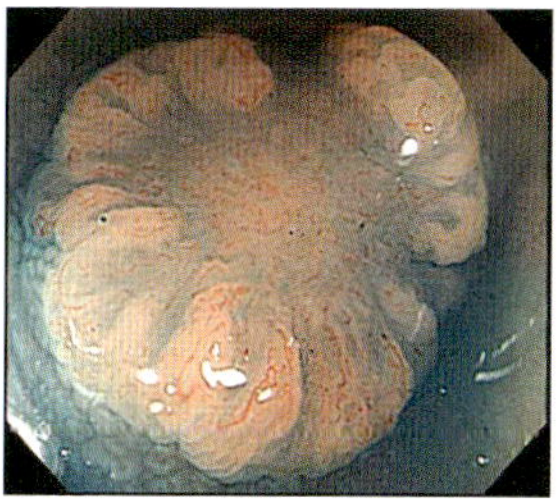

図３：大きさ7mmのIIa+IIc型
SM高度浸潤がん

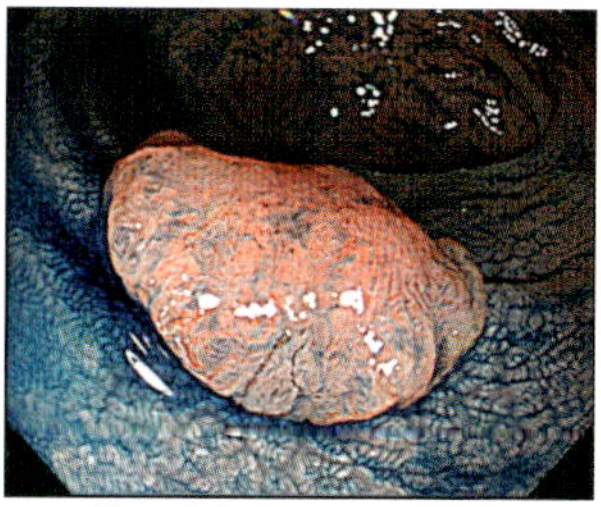

図４：大きさ16mmのIs+IIc型
SM高度浸潤がん

図1は、内視鏡切除のEMRで治療が行われた
図2,3,4は、外科的切除（腹腔鏡下手術）で治療が行われた

陥凹型病変は、大きさが1cm未満でもSM高度浸潤がん(早期がんの末期）であることが多く、悪性度の高い病変
図2,3,4は、粘膜下層にがんが深く浸潤すればするほど陥凹部が大きく膨らみ盛り上がる傾向（陥凹内隆起の形成）がある
このような病変は、がんの進行度が早いため、早期に発見して腹腔鏡下手術が推奨される

症例24：陥凹型早期大腸がんの発育進展の特徴

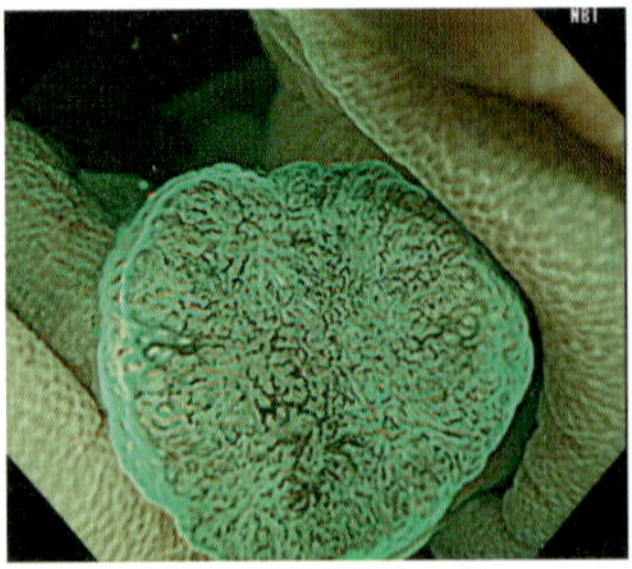

図１： JNET 分類 Type 2B

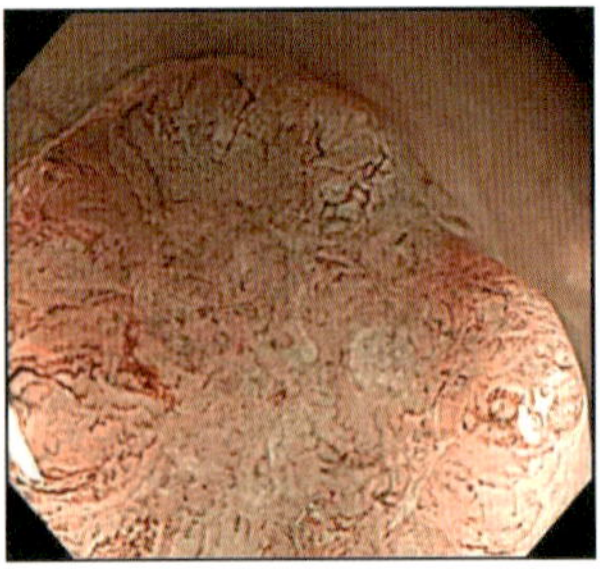

図２： JNET 分類 Type3

図１：大きさ5mmのIIa+IIc型 SM軽度浸潤がん・高異型度がん：不整な血管所見(口径不同や不均一な分布）や不整・不明瞭な表面構造所見

図２：大きさ7mmのIIa+IIc型 SM高度浸潤がん：疎血管野領域や無構造領域所見

症例25：早期大腸がんのNBI 拡大観察所見

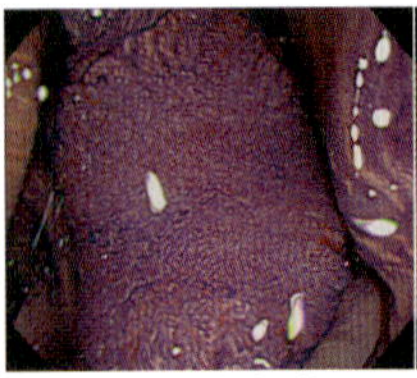

図１： V_I型軽度不整

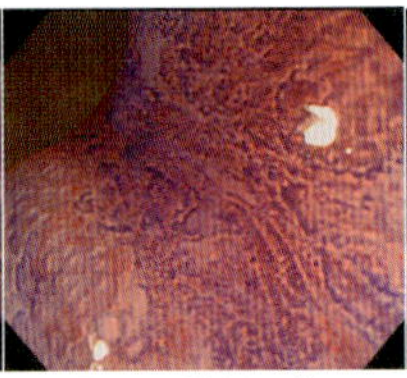

図２： V_I型高度不整

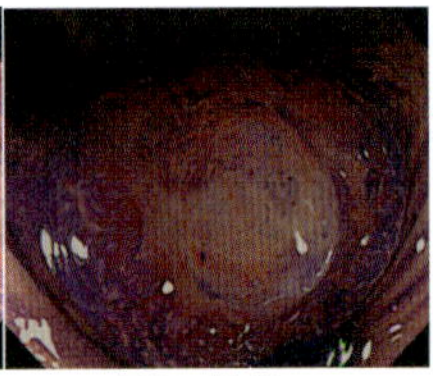

図３： V_N型

図１：大きさ12mmのIIa型 粘膜内がん：腺管開口部の大小不同・不均一な分布を認める所見

図２：大きさ6mmのIIa+IIc型 SM高度浸潤がん：腺管開口部が高度に破壊・荒廃を認める所見

図３：大きさ5mmのIIa+IIc型 SM高度浸潤がん：無構造所見

症例26：早期大腸がんのpit pattern 拡大観察所見（クリスタルバイオレット染色下の観察）

おわりに

大腸がんの撲滅を夢見て

本書をお読みになり、皆さんが思っている以上に腸内環境が「美容」と「健康」に深くかかわっていることを知って驚かれたのではないでしょうか。特に、いろいろなパターンの大腸ポリープやがんを掲載しているカラー写真には、ショックを受けた方も多いと思います。

ご存知のように大腸は、小腸から送られてきた消化物から水分を吸収し、固形化して便をつくって排泄するという役割を果たしています。ところが、腸内細菌と共生することで消化器官としての働きにとどまらず、免疫にかかわるなど生命活動を支えるさまざまな働きを担うことがわかってきました。今や「腸内環境が寿命を決める」とか「腸内フローラは臓器の一つ」といわれるほど、その働きは多彩で世界中が研究を進めています。

私たちには寿命がありますから、老化を止めることはできません。けれども日々の生活を見直すことで、老化を遅らせて健やかに生きることは可能です。だからこそ腸内フローラを味方につけて腸内環境を整えることで、いつまでも健康で若々しく過ごせるようになるのです。

その反面、腸内フローラのバランスを崩すような食生活や生活習慣を続けていると、老化が進むだけではなく、体内に毒素がたまってさまざまな不調を引き起こし、寿命を縮めることとなります。中でも大腸ポリープは、腸内フローラのバランスが崩れると発生しやすいことから、腸内環境の状態を強く反映している病変といえます。

ポリープというと、一般には声帯ポリープのように良性だから安心と思われがちです。ところが大腸ポリープの場合は、決して安心とは言い切れないところが怖いのです。良性のポリープであっても腺腫は成長してくると、がん化してきます。特に、陥凹型のように最初からがんになり、5㎜前後の小さなものでも粘膜の下に深く入り込む進行の速い危険なタイプもあります（de novo がん）。

しかし、それは内視鏡を用いて直接大腸を観察してみなければわかりません。ですから、さまざまなタイプの大腸ポリープの写真からもおわかりのように、早期に発見して的確な治療を行うことが重要となります。

それにもかかわらず、肛門から内視鏡を挿入するという大腸内視鏡検査に対し、「恥ずかしい」「怖い」などと、抵抗感を持つ女性が少なくありません。それが、逆に危険な大腸ポリープの発見を遅らせることとなり、女性のがんによる死亡原因の第1位が大腸がんという残念な結果を招いている一因にもなっています。

けれども、自覚症状がない段階で内視鏡検査を受ければ、がんが見つかったとしても、多くの場合で早期がんですから治すことができるのです。しかも、その場で切除できるのが内視鏡治療の大きなメリットでもあります。たとえ陥凹型のSM高度浸潤がんが見つかったとしても、早い段階なので外科的手術（腹腔鏡下手術）をすることで命を落とす危険は回避することができます。

大事に至る前に、「がん年齢」といわれる40歳を過ぎたら、自分の腸内環境を知るうえでも内視鏡検査を受けてみてはいかがでしょうか。


実は、本文中で説明した、大腸がんによる死亡率が第1位（がん年齢調整死亡率が２００４年から全国最上位）の青森県において、２０１８年の5月から3年間の計画で大規模な大腸がん検診を実施するプロジェクト（青森プロジェクト：内視鏡介入型大腸がん検診モデルの構築と有効性評価に関する研究）がスタートしました。これは、県を挙げて大腸がん罹患率・死亡率を加速度的に減少させることを目的とした保健事業です。

受診者は、便潜血検査のグループ、大腸内視鏡検査のグループ、両方を受けるグループの3つに分かれます。無料で検査を受けていただいて大腸の状態を調査し、今後の青森県および日本における内視鏡介入型の大腸がん検診プログラムの計画を決めるうえでのエビデンス（科学的根拠）を構築するためのモデルケースともいえる事業の一環です。

この青森プロジェクトに私も参加していますが、すでに早急に内視鏡治療が必要な大腸ポリープ（早期がんや6㎜以上の腺腫および10㎜以上のSSA／P）や外科的手術（腹腔鏡下手術）が必要となる早期がんのSM高度浸潤がんから進行がんが発見されています。この3年間で、どれくらいの方から大腸ポリープやがんが発見され、治療を行うことで青森県の大腸がんの罹患率および死亡率をどこまで低下させられるのか期待が寄せられています。

私も2018年8月25日から3日間、国立がん研究センター東病院の医師と二人で大腸内視鏡検査を26件行い、がんには遭遇しませんでしたが、腫瘍性病変（腺腫や10㎜以上SSA／P）の発見率は約81％（26件中21件）でした。また、上述した早急な内視鏡治療の適応病変は約69％（26件中18件）でした。対象が無症状の50歳代と考えると、今後も全大腸内視鏡検査を受けることの重要性を啓蒙していきたいと思います。

このように、今でこそ難しい病変を発見できるようになりましたが、大腸内視鏡検査に取り組みはじめた若かりし頃の私は、苦難の連続でした。当初は内視鏡が入ってくれず「スムーズに検査をできるようになるのか」と、不安な日々を過ごしたものです。けれども、「継続は力なり」という言葉を信条に、来る日も来る日も内視鏡と格闘し、夢に出てくるくらいに検査を続けました。すると、50例を超えたあたりから大腸内視鏡検査が好きになり、100例を超えた頃には20分で盲腸まで挿入できるようになって少し自信がついてきました（今では、ほとんどの症例が盲腸まで3分以内に挿入できるようになっていることを考えると20分で盲腸に入ったころの喜びが懐かしいです）。

また、大腸ポリープが見つかっても、それが腫瘍かどうかの判断がつかないことも多々ありました。そんなときは、診断学の本を片手に切除した多くの病変を実体顕微鏡で見ながら、納得がいくまでトコトン観察し、病理診断と照らし合わせ（病理の先生からの指導を受けながら）夜間遅くまで取り組んだことも数え切れません。こうして、しだいに病変を区別する日（腫瘍・非腫瘍の鑑別や早期がんの診断学）を養うことができ、今の私があるのです。

そんなことも本書の執筆にあたって思い出され、懐かしい反面、初心を忘れてはいけないと、改めて気を引き締めるに至りました。

現在、新たに大腸がん撲滅を目指した研究が始まっています。私も微力ながら青森プロジェクトに参加したり、講演会の依頼があれば積極的にお受けして全国を回って大腸がん撲滅を訴えています。しかし、いくら検診プログラムを構築したところで、肝心の皆さんが、大腸がん検診を受ける気持ちを持たなければ意味がありません。

そのため、皆さんの不安を払しょくし、また負担が少ない大腸内視鏡検査を日指して、当院では検査を受けたその日に、大腸ポリープ（腺腫・ＳＳＡ／Ｐや早期がん）を発見したら、その場で内視鏡切除を日帰りで実施しています。大腸がんは、早期に発見・診断・治療を的確に行うと、ほとんど完治します。

検査では、世界最高水準の内視鏡機器・拡大内視鏡（ＮＢＩ拡大観察・色素内視鏡のpit pattern観察）診断を駆使し、１㎜の大腸がんも見逃さない内視鏡検査を行います。また、内視鏡検査の際には、sedationといって鎮静薬や麻酔薬を用いて行いますので、痛みのない検査が可能となります。微小（５㎜未満）の腫瘍性ポリープや平坦型、陥凹型などの通常では発見が困難な病変も多く発見し、その場で切除していきます。これが大腸がんの撲滅、予防医療につながるのです。

ぜひ、大腸内視鏡検査を一度も受けていない方、当院までご連絡を下さい。

不安だからこそ来院される患者さん、その方々の気持ちを少しでも和らげることができるよう、何でも相談・お話は伺えるようにしていますので、気軽にお問いあわせ下さい。

これからも内視鏡専門医として、医師になれた日の喜びを忘れずに精進し、大腸がん撲滅のために尽力してまいる所存です。

最後になりましたが、この場を借りて、いつもお世話になっている皆さまに御礼申し上げたいと思います。まず、普段から医療連携でお世話になっている各医療機関の先生方および病理診断でお世話になっている渡辺英伸先生に、深く御礼申し上げます。また、本書制作にあたりご協力いただいた幻冬舎メディアコンサルティングの皆さま、いつも明るく元気に診療をサポートしてくれる当院のスタッフに感謝しています。

そして、どんなときも私を笑顔でサポートしてくれる妻・おみちゃん。うちのおみちゃんがいてくれたからこそ、赤坂にクリニック開院という夢を叶えることができました。本当に支えられていると感じています。ありがとう。これからも二人三脚で大腸がん撲滅を目指し、予防医療に取り組んでいきたいと思います。

最後までお読みいただき、ありがとうございました。

２０１８年12月

中村尚志

参考文献

『腸内フローラ10の真実』ＮＨＫスペシャル取材班著／主婦と生活社
『消化管は泣いています　腸内フローラが体を変える、脳を活かす』内藤裕二著／ダイヤモンド社
『健腸生活のススメ』辨野義己著／日本経済新聞出版社
『べんのお便り』辨野義己著／幻冬舎
『内臓感覚　脳と腸の不思議な関係』福土審著／日本放送出版協会

第1章

(1) Arthur JC, Perez-Chanona E, Muhlbauer M, et al.: Intestinal inflammation targets cancer-inducing activity of the microbiota. Science 2012; 338: 120-3
松本敏：(株)ヤクルト本社中央研究所　基盤研究所．腸内細菌と大腸発がん．腸内細菌学雑誌　2016; 30(2)
(2)「ＮＨＫスペシャル「人体」第４集・腸」，２０１８年１月14日放送
(3)「ＮＨＫスペシャル「人体」第４集・腸」，２０１８年１月14日放送
Kanaya T, Hase K, Takahashi D, et al.: The Ets transcription factor Spi-B is essential for the differentiation of intestinal microfold cells. Nat Immunol. 2012; 17; 13: 729-736
(4) 坂井建築，河原克雅：総集編『カラー図解　人体の正常構造と機能』全10巻縮刷版．日本医事新報社．２００８

Kanaya T, Hase K, Takahashi D, et al. : The Ets transcription factor Spi-B is essential for the differentiation of intestinal microfold cells. Nat Immunol. 2012; 17; 13: 729-736
⑸南野昌信：（株）ヤクルト本社中央研究所，トピックス２　経口免疫寛容と腸内細菌叢．アレルギー．2007; 56: 549-556
⑹坂口志文：制御性T細胞による新しい免疫制御法の開発　免疫難病・感染症等の先進医療技術
⑺Gozdz J, Holbreich M, Metwali N, et al. : Amish and Hutterite Environmental Farm Products Have Opposite Effects on Experimental Models of Asthma. Ann Am Thorac Soc. 2016; 13 Suppl 1: S99
⑻「ＮＨＫスペシャル「新アレルギー治療～鍵を握る免疫細胞～」」２０１５年４月５日放送
⑼市川知美，松本つばさ：食事がヒトの腸内細菌叢組成と生活習慣病に及ぼす影響．Journal of the Faculty of Human Life Studies Hiroshima Jogakuin University. 2016; 3: 105–109
⑽日本貿易振興機構（ジェトロ）サービス産業部，米国における医療関連市場動向調査：（医薬品／医療機器／デジタルヘルス）．2018; 3: 26: 1. 2. 5 ハイテク医療の連携）
⑾田村基：エクオール．日本食品科学工学会誌．2010; 57: 492–493
⑿松永佳世子：お肌の健康．2015; 18-22
⒀Y. Arai, M. Uehara, Y. Sato, et al. : Comparison of isoflavones among dietary intake, plasma concentration and urinary excretion for accurate estimation of phytoestrogen intake. J. Epidemiol. 2000; 10: 127-135.
⒁ＮＨＫスペシャル取材班著：『腸内フローラ10の真実』主婦と生活社．２０１５
⒂K. D. L. Setchell, N. M. Brown & E. L. Olson: J. Nutr. 2002: 132, 3577

(16) 福士審著：『内臓感覚 脳と腸の不思議な関係』ＮＨＫブックス．1093; 2007
藤田恒夫著：『腸は考える』岩波新書．１９９１
(17) 福士審著：『内臓感覚 脳と腸の不思議な関係』ＮＨＫブックス．1093; 2007
藤田恒夫著：『腸は考える』岩波新書．１９９１
(18) 福士審著：『内臓感覚 脳と腸の不思議な関係』ＮＨＫブックス．1093; 2007
藤田恒夫著：『腸は考える』岩波新書．１９９１
(19) 金鋒博士：『善玉菌でうつ病を治す』中国科学報．１０１６
(20) 福士審著：『内臓感覚 脳と腸の不思議な関係』ＮＨＫブックス．1093; 2007
藤田恒夫著：『腸は考える』岩波新書．１９９１

第２章

(1) 坊内良太郎，小川佳宏：肥満・糖尿病と腸内細菌．日内会誌；2015: 104: 57-65
(2) ＮＨＫスペシャル取材班著：『腸内フローラ10の真実』主婦と生活社．２０１５
Hehemann JH(1), Correc G, Barbeyron T, et al: Transfer of carbohydrate-active enzymes from marine bacteria to Japanese gut microbiota. Nature. 2010 ; 464:908-912
(3) Sato J, Kanazawa A, Ikeda F, et al. : Gut dysbiosis and detection of "live gut bacteria" in blood of Japanese patients with type 2 diabetes. Diabetes Care 2014; 37: 2343-2350
(4) 安藤朗：腸内細菌の種類と定着：その隠された臓器としての機能．日内会誌．2015; 104:29-34

(5)安藤朗：腸内細菌の種類と定着：その隠された臓器としての機能．日内会誌．2015; 104:29-34

(6)服部益治：夜泣き対策をプロバイオティクスの乳酸菌サプリメントから考えてみよう．第64回日本小児保健協会学術集会．シンポジウム２．２０１７

(7)伊澤佳久平，他：ＬＢ81乳酸菌を使用したヨーグルトの皮膚機能改善効果に関する検証．腸内細菌学雑誌．2008; 22: 1-5

(8)須見洋行：ナットウキナーゼの機能性研究の動向について大豆の可能性を探る．FOOD STYLE21; 2006: 10: 55-59

(9)石原一興：乳酸菌の摂取と健康．1-8

(10)安藤朗：新たな臓器としての腸内細菌叢．日消誌 2015; 112: 1939-1946

(11) Kondo T, Kishi M, Fushimi T, et al. : Vinegar Intake Reduces Body Weight, Body Fat Mass, and Serum Triglyceride Levels in Obese Japanese Subjects. Bioscience, Biotechnology, and Biochemistry. 2009; 73: 1837-1843

(12)文部科学省「日本食品標準成分表２０１５年版（七訂）」

(13) Roopchand DE, Carmody RN. Kuhn P, et al. : Dietary Polyphenols Promote Growth of the Gut Bacterium Akkermansia muciniphila and Attenuate High-Fat Diet-Induced Metabolic Syndrome. Diabetes 2015; 64: 2847-2858

Reunanen J, Kainulainen V, Huuskonen L, et. : Akkermansia muciniphila Adheres to Enterocytes and Strengthens the Integrity of the Epithelial Cell Layer. Appl Environ Microbiol. 2015; 81: 3655-3662

Anhe FF, Roy D, Pilon G, et al. : A polyphenol-rich cranberry extract protects from dietinduced obesity, insulin resistance and intestinal inflammation in association with increased Akkermansia spp. Population in the gut microbiota of mice. Gut 2015; 64: 872-883

⒁ Cuervo A, Hevia A, Lopez P, et al. : Association of polyphrnols from oranges and apples with specific intestinal microorganisms in systemic lupus erythematosus patients. Nutrients. 2015; 7: 1301-1317

⒂ Cuervo A, Hevia A, Lopez P, et al. : Association of polyphrnols from oranges and apples with specific intestinalmicroorganisms in systemic lupus erythematosus patients Nutrients. 2015: 7: 1301-1317

⒃ Nut consumption and survival in stage III colon cancer patients: Results from CALGB 89803 (Alliance). 2017

Kendall CWC, Josse AR, Esfahani A, et al. : The impact of pistachio intake alone or in combination with high-carbohydrate foods on post-prandial glycemia. Eur J Clin Nutr. 2011; 65: 696-702

⒄ Bao Y, et al. : Association of nut consumption with total and cause-specific mortality. N Engl J Med. 2013; 369: 2001-2011

⒅ Bao Y, et al. Association of nut consumption with total and cause-specific mortality. N Engl J Med. 2013; 369: 2001-11.

Bao Y, Hu FB, Giovannucci EL, et al. Nut consumption and risk of pancreatic cancer in women. Br J Cancer. 2013; 109: 2911-2916

⒆ 五十里彰：健康な体に欠かせないマグネシウムの働き２０１７

第3章

(1) ニック・レーン（斉藤隆央訳　田中正嗣解説）：『ミトコンドリアが進化を決めた』（原題 Nick Lane POWER, SEX, SUICIDE Mitochondria and the Meaning of Life 2005）みすず書房．２０１７
(2) Hardeland R.：“Antioxidative protection by melatonin: multiplicity of mechanisms from radical detoxification to radical avoidance”. Endocrine. 2005; 27(2): 119-30.
(3) 荒川泰昭：特集「飽食時代の落とし穴!?: 欠乏症にご用心」―脳の栄養不足は大丈夫？―2000; 94（財）国民栄養協会，東京
(4) わかりやすい病気のおはなしシリーズ49：便秘．日本臨床内科医会．東京　２０１６．第2版
(5) 厚生労働省：平成25年　国民生活基礎調査の概況．
(6) E. S. Jr. Bonapace and M. R. S. Fisher: Constipation and diarrhea in pregnancy. Gastroenterol. Clin. North Am. ,1998; 27, 197-211
中野匡隆：「運動後の疲労回復の方法としての入浴が身体に及ぼす生理学的な影響」東邦学誌．2013;42
(7) 矢野博己：川崎医療福祉大学「運動と腸内細菌叢」
Mazzeo, R. S. , and Marshall, P. : Influence of plasma catecholamines on the lactate threshold during graded exercise. J. Appl. Physiol. , 1989; 61: 1319-1322
中村好男，山本義春：健康の維持増進のための適正な運動強度の探索―自律神経系拮抗調節からみた無酸素性作業閾値の実用上の意義についての検討―．体力研究．1991; 77: 82-91.

Yamamoto, Y. , Hughson, R. L. , and Peterson, J. : C. Autonomic control of heart rate during exercise studied by heart rate variability spectral analysis. J. Appl. Physiol. , 1991: 71, 1136-1142

林直亨，中村好男，村岡功，他：一過性の運動中および運動後の自律神経系活動に及ぼす運動強度の影響．体力科学．1995; 44, 279-286

(8) Yu Tahara, Takuya Shiraishi, Yosuke Kikuchi, et al. Entrainment of the mouse circadian clock by sub-acute physical and psychological stress. 2015; Article number: 11417

(9) 中野匡隆：「運動後の疲労回復の方法としての入浴が身体に及ぼす生理学的な影響」東邦学誌．2013; 42

(10) 中野匡隆：「運動後の疲労回復の方法としての入浴が身体に及ぼす生理学的な影響」東邦学誌．2013; 42

(11) van Gorkom BA, de Vries EG, Karrenbeld A, et al. : Review article: anthranoid laxatives and their potential carcinogenic effects. Aliment Pharmacol Ther. 1999; 13: 443-452

(12) Constipation, laxative use and risk of colorectal cancer: The Miyagi Cohort Study.
European Journal of Cancer. 2004

(13) 神谷茂：ディフィシル菌感染症の基礎と臨床．モダンメディア．2010; 56: 話題の感染症．クロストリジウム・ディフィシル感染症．6

(14) 神谷茂：ディフィシル菌感染症の基礎と臨床．モダンメディア．2010; 56: 話題の感染症．クロストリジウム・ディフィシル感染症．6

Lessa, Fernanda C, Mu, Yi, Bamberg, Wendy M, et al. : "Burden of Infection in the UnitedStates" . N Engl J Med. 2015. ; 372: 825–834.

(15) 難病センター 潰瘍性大腸炎（指定難病97）
(16) Ishikawa D, Sasaki T, Takahashi M, et al.：The Microbial Composition of Bacteroidetes Species in Ulcerative Colitis Is Effectively Improved by Combination Therapy With Fecal Microbiota Transplantation and Antibiotics. Inflamm Bowel Dis. 2018; 24: 2590-2598
(17) ＮＨＫスペシャル取材班著：『腸内フローラ10の真実』主婦と生活社，２０１５

第４章

(1) 「ＮＨＫクローズアップ現代 〝座りすぎ〟が病を生む!?」２０１５年11月11日放送
(2) 「ＮＨＫクローズアップ現代 〝座りすぎ〟が病を生む!?」２０１５年11月11日放送
(3) 「American Journal of Epidemiology」（２０１８年６月26日オンライン版）
(4) アメリカ国立がん研究所：13種類のがんリスクの低下に伴う身体活動の増加，ＮＣＩプレスリリース，２０１６年5月16日，14
(5) 大沼俊博，他：体幹研究と理学療法，研究から考える理学療法技術，2013; 13: 11-22
(6) 岡浩一朗，杉山岳巳，井上茂，他：OWEN Neville 座位行動の科学―行動疫学の枠組みの応用―，日本健康教育学会誌，2013; 21
(7) Y. Tahara, T. Shiraishi, Y. Kikuchi, et al.：Entrainment of the mouse circadian clock by sub-acute physical and psychological stress. 2015; Article number: 11417
英国 Nature Publishing Group オンライン科学雑誌「Scientific Reports」（２０１８年６月15日午前10時に

掲載）
(8)矢野博己：運動と腸内細菌叢　２０１６
Mazzeo, R. S., and Marshall, P.: Influence of plasma catecholamines on the lactate threshold during graded exercise. J. Appl. Physiol. 1989; 61: 1319-1322.
中村好男，山本義春：健康の維持増進のための適正な運動強度の探索―自律神経系拮抗調節からみた無酸素性作業閾値の実用上の意義についての検討―．体力研究．1991; 77: 82-91
Yamamoto, Y., Hughson, R. L., and Peterson, J. C.: Autonomic control of heart rate during exercise studied by heart rate variability spectral analysis. J. Appl. Physiol. 1991; 71: 1136-1142
林直亨，中村好男，村岡功：一過性の運動中および運動後の自律神経系活動に及ぼす運動強度の影響．体力科学．1995; 44: 279-286

第５章

(1)国立がん研究センターがん情報サービス「がん登録・統計」地域がん登録２０１３年全国推計値．２０１７年
(2)斎藤博，町井涼子，高橋則晃，他：大腸がん検診のエビデンスと今後の研究の展望　日消誌 2014; 111: 453-463
(3)平成26年度消化器がん検診全国集計
(4)国立がん研究センターがん情報サービス「がん登録・統計」地域がん登録　日本の最新がん統計まとめ．２０１８年

(5)堀田欣一，松田尚久，角川康夫，他：新島ＳＴＵＤＹに基づく大腸内視鏡検診の安全性・有効性評価，臨床消化器内科　2017; 32: 1603-1608

(6) Winawer SJ, Zauber AG, Ho MN, et al. : Prevention of colorectal cancer by colonoscopic polypectomy. The National Polyp Study Workgroup. N Engl J Med. 1993; 329: 1977-1981

(7) Ann G. Zauber, Ph. D. , Sidney J. Winawer, M. D. , et al. : Colonoscopic Polypectomy and Long-Term Prevention of Colorectal-Cancer Deaths. N Engl J Med. 2012; 366: 687-696

(8) TAMIYA MORIKAWA, JUN KATO, YUTAKA YAMAJI, et al. : A Comparison of the Immunochemical Fecal Occult Blood Test and Total Colonoscopy in the Asymptomatic Population. GASTROENTEROLOGY 2005; 129: 422–428

(9) Friedland S, Soetikno R, Carlisle M, et al. : 18-Fluorodeoxyglucose positron emission tomography has limited sensitivity for colonic adenoma and early stage colon cancer. Gastrointest Endosc. 2005; 61: 395-400

(10) Sekiguchi M , Kakugawa Y , Terauchi T , et al. : Sensitivity of 2-[18F]fluoro-2-deoxyglucose positron emission tomography for advanced colorectal neoplasms: a large-scale analysis of 7505 asymptomatic screening individuals. J Gastroenterol 2016 ; 51: 1122-1132

(11) Gono K, Obi T, Yamaguchi M, et al. : Appearance of enhanced tissue features in narrow-band endoscopic imaging. J Biomed Opt. 2004; 9: 568-577

(12) Sano Y, Kobayashi M, Hamamoto Y et al. : New diagnostic method based on color imaging using narrow

band imaging(NBI)system for gastrointestinal tract. Gastrointest Endoscc 2001; 53: AB125
(13) Horimatsu T, Sano Y, Tanaka S, et al. : Next-generation narrow band imaging system for colonic polyp detection: a prospective multicenter randomized trial. Int J Colorectal Dis. 2015; 30: 947-954
(14) 藤井隆広：微小癌．大腸がん perspective 2016: 3: 4-9
(15) 中村尚志，傳光義：微小腫瘍発見の工夫(2)ＮＢＩ抜去観察における大腸微小腫瘍発見の工夫．INTESTINE 2014; 18: 301-307
(16) Kudo SE, Wakamura K, Ikehara N, et al. : Diagnosis of colorectal lesions with a novel endocytoscopic classification-a pilot study. Endoscopy. 2011; 43: 869-875. Endoscopy 2011; 43: 869-875
(17) Kudo T, Kudo SE, Mori Y, et al. : Classification of nuclear morphology in endocytoscopy of colorectal neoplasms. Gastrointest Endosc. 2017; 85: 628-638
(18) Misawa M, Kudo SE, Mori Y, et al. : Characterization of Colorectal Lesions Using a Computer-Aided Diagnostic System for Narrow-Band Imaging Endocytoscopy. Gastroenterology 2016; 150: 1531-1532
(19) Leggett B1, Whitehall V. : Role of the Serrated Pathway in Colorectal Cancer Pathogenesis Gastroenterology 2010; 138: 2088-2100
(20) Yagi K, Takahashi H, Akagi K, et al. : Intermediate methylation epigenotype and its correlation to KRAS mutation in conventional colorectal adenoma. Am J Pathol. 2012; 180: 616-625
(21) Jass JR, Whitehall VL, Young J, et al. : Emerging concepts in colorectal neoplasia. Gastroenterology 2002; 123: 862-876

(22) Sakamoto T, Matsuda T, Nakajima T, et al. : Clinicopathological features of colorectal polyps: evaluation of the 'predict, resect, and discard' strategies. Colorectal Dis. 2013; 15: e295-e300

(23) Aldridge AJ, Simson JN. : Histological assessment of colorectal adenomas by size: are polyps less than 10mm size clinically important? Eur J Surg 2001; 167: 777-781

(24) Ahlawat SK, Gupta N, Benjamin SB, et al. : Large colorectal polyps endoscopic management and rate of malignancy: does size matter? J Clin Gastroenterol 2011; 45: 347-354

(25) Matsuda T, Saito Y, Hotta K, et al. : Prevalence and clinicopathological features of nonpolypoid colorectal neoplasms: should we pay more attention to identifying flat and depressed lesions? Dig Endosc. 2010; 22 Suppl 1: S57-62.

(26) 工藤進英：Editorial- 陥凹型早期大腸癌の転移．早期大腸癌　2006; 10: 93-95

(27) Samadder NJ Curtin K, Tuohy TM, et al. : Characteristics of missed or interval colorectal cancer and patient survival: a population-based study. Gastroenterology 2014; 146: 950-960

(28) Sanduleanu S, le Clercq CM, Dekker E, et al: Definition and taxonomy of interval colorectal cancers: a proposal for standardising nomenclature. Gut. 2015; 64: 1257-1267

(29) Kaminski MF, Regula J, Kraszewska E, et al. : Quality indicators for colonoscopy and the risk of interval cancer. N Engl J Med. 2010; 362: 1795-1803

(30) Shaukat A, Rector TS, Church TR, et al. : Longer Withdrawal Time Is Associated With a Reduced Incidence of Interval Cancer After Screening Colonoscopy. Gastroenterology 2015; 149 : 952-957.

⑶大腸癌研究会　編：『大腸癌治療ガイドライン（医師用（２００５年度版）』，金原出版，東京，２００５
⑶ Rex DK, Cutler CS, Lemmel GT, et al. : Colonoscopic miss rates of adenomas determined by back-to-back colonoscopies. Gastroenterology 1997; 112: 24-28
⒀ Heresbach D, Barrioz T, Lapalus MG, et al. : Miss rate for colorectal neoplastic polyps. a prospective multicenter study of back-to-back video colonoscopies. Endoscopy 2008; 40: 284-290
⒁ van Rijn JC, Reitsma JB, Stoker J, et al. : Polyp miss rate determined by tandem colonoscopy. a systematic review. Am J Gastroenterol 2006; 101: 343-350
⒂中村尚志，山村彰彦，入口陽介，他：内視鏡観察で捉えた非顆粒内隆起部の所見が治療方針決定に有用であったⅠ＋Ⅱa型（LST非顆粒型）大腸 sm3 (ly(+)(ss)) 癌の１例，早期大腸癌 2005; 9: 357-364
⒃北川晋二，水口昌伸，宮川国久 他：平成26年度日本消化器がん検診全国集計，日本消化器がん検診学会雑誌　2017; 55: 52-83
⒄ Uraoka T, Ramberan H, Matsuda T, et al. : Cold polypectomy techniques for diminutive polyps in the colorectum. Dig Endosc. 2014; 26(Suppl. 2): 98-103.
⒅ Efthymiou M, Taylor AC, Desmond PV et al. : Biopsy forceps is inadequate for the resection of diminutive polyps. Endoscopy 2011; 43: 312-316.
⒆ Jung YS, Park JH, Kim HJ et al. : Complete biopsy resection of diminutive polyps. Endoscopy 2013; 45: 1024-1029.
⒇ Horiuchi A, Nakayama Y, Kajiyama M et al. : Removal of small colorectal polyps in anticoagulated

patients. a prospective randomized comparison of cold snare and conventional polypectomy. Gastrointest Endosc. 2014; 79: 417-423.

(41) 樫田博史：大腸ＥＭＲ（cold polypectomyを含む）の偶発症の実態―文献の review. INTESTINE 2018; 22: 131-138

(42) Shioji K, Suzuki Y, Kobayashi M, et al. : Prophylactic clip application does not decrease delayed bleeding after colonoscopic polypectomy. Gastrointest Endosc. 2003; 57: 691-694.

(43) Sobrino-Faya M, Martínez S, Gómez Balado M, et al. : Clips for the prevention and treatment of postpolypectomy bleeding (hemoclips in polypectomy). Rev Esp Dig. 2002; 94: 457–462

(44) Liaquat H, Rohn E, Rex DK. et al. : Prophylactic clip closure reduced the risk of delayed postpolypectomy hemorrhage: experience in 277 clipped large sessile or flat colorectal lesions and 247 control lesions. Gastrointest Endosc. 2013; 77: 401-407

(45) Matsumoto M, Fukunaga S, Saito Y, et al. : Risk Factors for Delayed Bleeding After Endoscopic Resection for Large Colorectal Tumors. Jpn Clin Oncol. 2012; 42: 1028-1034

(46) 渡辺英伸，味岡洋一：大腸良悪性境界病変の病理．病理と臨床 1988; 6: 1280-1292

(47) 中村尚志，大倉康男，山村彰彦，他：大腸Ⅱｃの特徴．(2)臨床病理形態学的特徴からみた大腸Ⅱｃ型癌の発育・進展と悪性度．早期大腸癌　2008; 12: 553-564

(48) 斎藤豊，松田尚久，中島健，他：The Japan NBI Expert Team (JNET) 大腸拡大 Narrow Band Imaging (NBI)

分類の紹介．Gastroenterol Endosc. 2016; 58: 2314-2322
(49) Kudo S, Tamura S, Nakajima T, et al. : Diagnosis of colorectal tumorous lesions by magnifying endoscopy. 1996; 44: 8-14
(50) Kato S, Fujii T, Koba I, et al. : Assessment of colorectal lesions using magnifying colonoscopy and mucosal dye spraying: can significant lesions be distinguished ? Endoscopy 2001; 33: 306-310
(51) 工藤進英，大森靖弘，樫田博史，他：大腸の新しい pit pattern 分類―箱根合意に基づいたVI，VN 型 pit pattern. 早期大腸癌　2005; 9: 135-140
(52) 工藤進英，小林泰俊，樫田博史，他：大腸腫瘍の拡大観察―VI型 pit pattern の分析および診断に関するコンセンサス―工藤班研究成果を踏まえて．胃と腸　2006; 41: 1751-1761
(53) 中村尚志，山村彰彦，大野康寛，他：pit pattern の観察手順とその方法―早期大腸癌の適切な治療方針を導くための拡大内視鏡観察を中心に．早期大腸癌　2007; 11: 383-393
(54) Matsuda T, Fujii T, Saito Y, et al. : Efficacy of the invasive/non-invasive pattern by magnifying chromoendoscopy to estimate the depth of invasion of early colorectal neoplasms. Am J Gastroenterol. 2008; 103: 2700-2706
(55) 中村尚志，山村彰彦，大野康寛，他：Irregular micro pit pattern を呈した大きさ７㎜の 0-IIa+IIc 型大腸SM癌の１例．早期大腸癌　2008; 12; 491-499
(56) Nakamura H, Fu K. : Irregular micro round pit pattern for prediction of histology and invasion depth in colorectal cancers. The 18th United European Gastroenterology Week Oct 2010, Oral P.

(57) Tajiri H, Kitano S. : Complication associated with endoscopic mucosal resection: Definition of bleeding that can be viewed as accidental. Dig Endosc. 2004; 16: 134–136

(58) Peter M Rothwell, F Gerald R Fowkes, Jill F F Belch, et al. : Effect of daily aspirin on long-term risk of death due to cancer: analysis of individual patient data from randomised trials. Lancet. 2011; 377: 31-41

(59) Bibbins-Domingo K: Aspirin Use for the Primary Prevention of Cardiovascular Disease and Colorectal Cancer: U. S. Preventive Services Task Force Recommendation Statement. Ann Intern Med. 2016; 164: 836-845

(60) Ishikawa H, . Mutoh M, Suzuki S, et al. : The preventive effects of low-dose enteric-coated aspirin tablets on the development of colorectal tumours in Asian patients: a randomised trial. Gut 2014; 63: 1755–1759.

(61) Cruz-Correa M, Shoskes DA, Sanchez P, et al. : Combination treatment with curcumin and quercetin of adenomas in familial adenomatous polyposis. Clin GastroenterolHepatol. 2006; 1035-1038.

著者プロフィール

中村 尚志（なかむら ひさし）

1960年生まれ。赤坂内視鏡クリニック院長。28年にわたり大腸検査に従事。大腸内視鏡治療1万8000件以上、大腸内視鏡検査3万件以上、胃内視鏡検査2万件以上の実績を誇る。

1988年帝京大学医学部医学科卒業後、帝京大学医学部附属病院、帝京大学医学部附属溝口病院第4内科、東芝病院消化器内科を経て、1993年多摩がん検診センター（現・東京都がん検診センター）消化器科入局。

2004年から調布外科・消化器科内科クリニック副院長として勤務、同院2Fに内視鏡専門クリニックを開院。

2015年10月に赤坂内視鏡クリニック開院。

日本消化器内視鏡学会認定専門医・指導医。日本消化器内視鏡学会学術評議員。

美と健康は大腸から

2018年12月19日　第1刷発行

著　者　中村尚志
発行人　久保田貴幸

発行元　株式会社 幻冬舎メディアコンサルティング
〒151-0051　東京都渋谷区千駄ヶ谷4-9-7
電話03-5411-6440（編集）
発売元　株式会社 幻冬舎
〒151-0051　東京都渋谷区千駄ヶ谷4-9-7
電話03-5411-6222（営業）

印刷・製本　瞬報社写真印刷株式会社
装丁　株式会社　幻冬舎デザインプロ
イラスト　寺平京子

検印廃止

ISBN978-4-344-91941-9 C0047

幻冬舎メディアコンサルティングHP http://www.gentosha-mc.com/